U0233236

HELLO SLEEP

再见，失眠

深度睡眠的科学

The Science and Art of Overcoming
Insomnia Without Medications

[美] 杰德·吴（Jade Wu）—— 著

孙轶群 —— 译

中国出版集团

中译出版社

HELLO SLEEP: The Science and Art of Overcoming Insomnia Without Medications
Text Copyright © 2023 by Jade Wu
Published by arrangement with St. Martin's Publishing Group. All rights reserved.
Simplified Chinese translation copyright © 2024
by China Translation & Publishing House
ALL RIGHTS RESERVED
著作权合同登记号：图字 01–2024–0490 号

图书在版编目（CIP）数据

再见，失眠 /（美）杰德·吴著；孙轶群译 . -- 北
京：中译出版社，2024.4（2024.8 重印）
书名原文：HELLO SLEEP:The Science and Art of
Overcoming Insomnia Without Medications
ISBN 978-7-5001-7767-8

Ⅰ . ①再… Ⅱ . ①杰… ②孙… Ⅲ . ①失眠－生理心
理学②失眠－精神疗法 Ⅳ . ① R749.7 ② B845

中国国家版本馆 CIP 数据核字（2024）第 048597 号

再见，失眠

著　者：[美] 杰德·吴
译　者：孙轶群
策划编辑：刘　钰
责任编辑：刘　钰
营销编辑：赵　铎　魏菲彤　刘　畅
版权支持：马燕琦

出版发行：中译出版社
地　　址：北京市西城区新街口外大街 28 号普天德胜大厦主楼 4 层
电　　话：（010）68002494（编辑部）
邮　　编：100088
电子邮箱：book@ctph.com.cn
网　　址：http://www.ctph.com.cn

印　　刷：北京盛通印刷股份有限公司
经　　销：新华书店
规　　格：710 mm×1000 mm　1/16
印　　张：19.75
字　　数：220 千字
版　　次：2024 年 4 月第 1 版
印　　次：2024 年 8 月第 2 次印刷

ISBN 978-7-5001-7767-8　　　　　　定价：79.00 元

中 译 出 版 社

前　言

睡眠是朋友，不是机器故障

初次与凯特见面的时候，她的眼神令人捉摸不透。

我问她为什么会来到杜克行为睡眠医学中心，她的声音沙哑了起来："我的睡眠糟糕透了。而且，我真的，真的，太累了。"

凯特大约 45 岁，是一位身材娇小的女性。她笑容随和，有一头令人羡慕的金发。见她的第一眼，我就能感觉到她做足了准备。她在诊所开门之前就到了，手里还紧紧抓着一个电脑包，以及厚厚的一沓纸。她看起来像一个缩小版的埃琳·布罗克维奇①，准备处理她最棘手的案子。

某种程度上来说，凯特就像一个侦探——白天她是软件工程师；到了晚上，她都致力于抓住那个偷走她睡眠的贼。

凯特带来的那沓纸里，承载着她积累了 4 个月的数据，包括夜间睡眠状态、白天食物和饮料摄入情况、压力水平的波动，以及白天的活动记录。这是一系列令人印象深刻的证据，有完整的数据统计和分析图表。

---

① 一位美国知名的法律辅助人员及环境保护运动者，她的经历成为电影《永不妥协》的主要题材。——译者注

她试图通过这些找到某种规律，或者一点点线索，能够解开"睡眠去哪了"这个谜题。我内心充满了同情——她真的太努力了！

但是她的调查走进了死胡同。

凯特跟我解释，4年前有一段时间，她的工作压力非常大。那个时候，夜里11点她还得回邮件安抚不讲道理的老板，而且她所在的团队竞争异常激烈，让她觉得自己随时会被炒鱿鱼。这就让人很容易理解，为什么从那时起她就开始入睡困难了，因为她会在脑海里计划第二天的工作安排，或者因为某个同事的冷嘲热讽而担忧。在不知不觉的某个时刻，"失眠"就悄悄地成为她生活的一部分。

后来她找到了一份新工作，这份工作让她感到自我价值被认可，能够发挥自身的创造力，并且她很喜欢这里互相支持的团队文化。但即便如此，她的睡眠力依然在莫名其妙地变差。

凯特来找我的时候，几乎每晚她都需要1~2个小时才能入睡。她的思绪无论如何都无法平静，就算她不再为工作而烦恼，她的大脑仍然会把一首圣诞歌曲反反复复播放17遍。在不停地翻来覆去，迫切地想要关闭大脑之后，她好不容易才能进入到断断续续的睡眠之中。然而，她只能睡着3个小时，之后每隔一小时她就会准时地醒来，一次又一次地醒来。早上起床时，她会感觉自己就像被卡车碾过一样。

凯特的情况并不是个案。她在热爱收集数据这方面可能比较特别，但她经历的夜晚的那种痛楚，是千千万万失眠者都能明白的。失眠是世界上最孤独但却最普遍的人类体验之一。几乎每个人，在生命的某个时期都曾体验过失眠，并且还有大量的人最终不得不与之抗争数年，甚至数十年。

你可能就是这些慢性失眠者中的一员。请记得，当你在漫漫长夜中感到孤独难熬的时候，在美国还有2 450万成年人跟你一样，他们担心自己是不是疯了，或者大脑的睡眠中枢出了问题。也许，你像他们一样，虽然撑过了白天，却感觉自己的双脚仿佛身陷泥泞，脑子也一团糨糊。也许，你也曾如凯特那般，突然对孩子发脾气，可你不是有意的，只是失眠令你难以抑制自己的暴躁，事后徒留一整天的内疚和疲倦。

或许，和很多人一样，你觉得睡眠已经弃你远去。

在我们第一次咨询时，凯特突然举起双手，绝望地喊道："太离谱了——我甚至连打个盹儿都做不到！有时候实在太累了，我就想蜷在那儿睡个 10 分钟。这要求不高吧？可是我就躺在那干瞪眼，直到彻底放弃。"

"听起来你白天是又累又休息不下来？"我问道。

"没错。晚上也这样。有时候我在沙发上看着电视都快睡着了，然后我心想，只要我轻轻地挪到床上去，就能骗过我的大脑，继续睡觉。真是想得美！我一躺到床上，就好像按下了一个开关。我的大脑紧接着就忙个不停，全是事儿。为什么我的大脑要这样对我？"

是呀，为什么呢？凯特（或者你）做错了什么而要承受这一切？你准时上床睡觉。早上你离不开咖啡，到了下午就避之唯恐不及。你能很好地处理压力（除了晚上无法睡整觉这件事）。你遵守所有睡眠卫生守则，比遵守任何一种减肥食谱都努力。你买了昂贵的床垫，试过 3 种不同牌子的褪黑素，或者像唑吡坦、艾司佐匹克隆等处方安眠药。你还刻苦地练习冥想，就好像要靠它续命一样。

又或者，以上这些你并没有做得那么完美，但是话又说回来，那又何必呢？睡觉本不该这么困难，不是吗？

总之，你已经不知缘由地对睡眠失去了控制。就像凯特一样，你只想知道为什么，这是怎么发生的，以及最重要的是怎么能解决它。是不是晚上 8 点前不能再看电子屏幕了？（剧透一下：你完全不需要这么做。）要不要购买特制的白噪声机、喜马拉雅盐灯、薰衣草喷雾，或者最新款的睡眠监测手环？（不要买，可能会适得其反，让你睡得更不好。）

应不应该确保每天都按时上床？（绝对不要，一定会有反作用。）要不要再试试吃褪黑素？（可以，但它帮不了你。）

所以，答案是什么？怎么解决它？别着急，以后我们会聊到的！但是这个答案可没那么简单……因为你从一开始就问错了方向。我们一起倒回去看看。

还记得以前，睡觉没那么费劲的时候吗？那时它来得如此轻松，你甚至根本没有认真想过它。或者，你入睡向来都不太容易，但是你知道这样轻松的睡眠是存在的，因为你曾见过别人简简单单躺下就能睡着。或者，你还曾听过别人每天晚上都睡得像根木头（没准儿那时候你还徒劳地想弄醒他们，让他们知道自己睡成了什么样子）。

所以，你是什么时候开始失去睡眠力的？从什么时候起，睡觉不再是一种享受，而是变成了折磨？让我们暂停一下，看看你能否找到事情开始失控的那个时间点。

你与睡眠之间关系的演变过程，正像一面镜子一样体现了我们整个社会与睡眠之间关系破裂的过程。在前工业社会时期，我们曾把睡眠当作一种愉悦的自然体验，就像呼吸或做爱一样，不需要参考说明书。我们想睡就睡，太阳升起或者公鸡打鸣，跟着大自然的闹钟起床，就这么简单。睡觉曾经是一种社交体验，是一个跟别人产生联结的机会，而不是一种私密的、让人有点儿尴尬的生理需求。以前我们热爱小睡。历史学家罗杰·埃基希在《我们失去的睡眠》这本书中描述到，我们曾经认为凌晨两点醒过来一点儿也不奇怪，做点儿家务或者唱首歌，然后我们就会又回到床上"睡第二觉"。睡觉一点儿也不费劲。跟随着节奏和感觉……我们本能地就知道什么时候怎样入睡。

后来，人类发明了人造光，24小时运转的工厂随之出现。接下来又有了全球化经济。工业主义和资本主义把大多数人的身体都变成了生产工具，我们的生物和心理节律也就必须要随之改变成合适的形状，变成社会大机器中的一个齿轮。

在演变的过程中，我们失去了一些本能，比如失去了哪里是正北方向的直觉，又比如失去了我们与生俱来的，知道什么时候、怎么去睡觉的能力。在《狂野之夜》这本书中，历史学家本杰明·赖斯描述了在工业化兴起期间，欧洲人是如何开始意识到"文明人"（也就是欧洲白人）的睡眠出了问题。医学作家会把失眠发病率的上升归咎于文明的进步和高智商带来的"神经紧张"。讽刺的是，赖斯的记录中提到，随着帝国主义的发展，欧洲人同时也将这种形态的睡眠推广开来——例如，教授"野蛮人"（也就是被他们殖民地区的人）如何在私密环境里睡觉，而不是大家一起睡。睡眠就这么诡异地被加上了道德和政治属性。也许这就是我们依然在讨论睡眠卫生习惯的原因，就好像不按某种方式睡觉就是不干净的或者不文明的。

谈到这里，答案看上去似乎很简单：回到过去，回到那个原始的睡眠天堂里。只要每天都小睡一下，丢掉电子屏幕，别工作那么久，在烛光里给孩子讲讲故事就行。

很不幸，已经太迟了。本书的主旨，不是教我们怎么通过旧石器时代的生活方式，太阳落山后绝不开灯什么的，来重获良好的睡眠。那种方式根本不现实，而且不再是问题的关键。我们与睡眠的社会关系在持续演变，就像个人与睡眠的关系在几个月或者几年里不断发展一样，现代人的失眠已经不仅仅是光、压力，或者生物钟混乱的问题了。

失眠已经生根发芽，野蛮生长了。

现在，将我们与睡眠割裂开的，还有我们对睡眠的想法和围绕睡觉这件事的行动。四处看看，到处都充斥着这样的新标题：睡眠不足如何会杀了我们或者让我们患上阿尔茨海默病（关于这为什么是对失眠人群的误导，我们会在第 1 章和第 14 章讨论），或者报道一些新的小发明能让你用"先进思路"来优化睡眠，又或者给你提供 52 条小建议，能让你在 5 分钟内睡着。这些威胁和承诺，把睡眠越推越远，让它变得冰冷而可畏，好让我们可以冷漠地、客观地凝视它，像修理机器一样解决它。

也许，这也是睡眠产业生意如此兴旺的原因。床垫生意就代表着一个 300 亿美元的产业。硅谷的投资人也越来越关注那些声称拥有睡眠新解法的初创公司。在 2020 年，助眠产品的市场规模就高达 812 亿美元，预计在 2025 年会达到 1 127 亿美元。

但是，在这些科技持续以一个有点儿危险的速度更新迭代的同时，我们会变得更贴近我们与生俱来的睡眠力吗？现在，我们正试图强行进入睡眠，而不是跟随身体感觉去睡觉。不过，你是否想过：在那些睡眠追踪软件、安眠药、助眠音响、价值 250 美元的重力毯、薰衣草香薰、比埃及金字塔还要设计精妙的特制工程学床垫出现之前，我们是怎么睡觉的？

一句话，睡觉这事曾经是自由的、轻松的、愉快的，现在却变成了这个社会最紧急和昂贵的问题。我们与睡眠的关系莫名其妙地颠倒过来了。

也许，几年以前，睡眠曾经是你的亲密伙伴。你享它的陪伴，它安抚你，而不是让你产生压力，它的小怪癖你都知道，并且很乐意接纳。现在，睡眠就像一辆破车，但你需要用它来带你旅行。你会抱怨它跑得没那么平稳；你会买一些工具，阅读一些机械说明书，来试图修理它；你还会请专家来检查它，治疗它。

多么悲哀的结局！你失去了一位朋友，却得到了一个机器故障。这个机器故障，也是凯特一直想要解决的。她希望通过纯粹而强大的思维力量，偷偷潜入她的睡眠系统。从她收集的数据里，她认为可以找到一个算法，让她重新拥有对睡眠的掌控力。

但是她经历了惨痛的教训才明白睡眠是无法掌控的。就像你没法儿假装自己有性需求，或者压抑真实的惊讶感一样，你就是没法儿给自己按下睡眠的开关，因为睡眠就没有开关。希望你读完这本书后，会认为睡眠是一个非常复杂、格外美丽的过程，机械化的控制方式配不上它。科学家已经研究睡眠几个世纪了，可我们依旧没能真正认识睡眠，更不用说了解它是如何运作的了。

我们可以把大部分最基本的睡眠研究罗列出来，每一条都能让科学家惊叹："嚯！这也太疯狂了吧。"举个例子，你知道吗，我们的大脑在清醒时也会产生突发短暂的深睡眠，你甚至可以观察到那些起伏的脑电波出现在大脑表面，就像水塘中的涟漪一样。你知道吗，在快速眼动睡眠转向清醒的过程中，有时出现的小故障，可能是那些恶魔神话和外星人绑架阴谋论的根源。就算没有那些精密的科学研究，我们也能看到睡眠的神奇之处。除了睡觉，我们还能有什么机会，一边拥有生动的幻想世界，一边让我们的大脑重塑记忆，篡改那些埋藏在心底深处的情感呢？关于睡眠有多酷，我能滔滔不绝地说上一整天。

你可能会抗议："虽然这些都挺好的，但是如果我已经失去了对睡眠的控制，我如何才能获得更多睡眠的好处呢？"

记住：你不可能控制你的睡眠。这本书也不会教你做这件事。不过好消息是：你不需要控制你的睡眠，也可以与它终身保持健康的关系。

在这里用到"关系"这个词可能感觉有点儿傻，就好像睡眠这个生理过程是一个有思想的人一样。不过，请先耐心听我讲，睡眠确实就像人一样，会捉摸不定、顽固不化、喜怒无常。（不然你也不会失眠啦！）睡眠也确实像人一样，不喜欢被控制。想想你最好的朋友。想象一下，你总是规定她要在什么时候来，花多长时间跟你在一起，如果她没按你的安排来你就生气。想象一下，你每天都在评估她的"表现"，用挑剔的眼光评判她的身材和体重，如果这一天自己过得不好就怪到她头上。想象一下，你不给她一点儿空间，白天晚上都监视着她。同时，虽然她一直在帮你的忙，你却从来不感谢她。还有，你从来不问她需要什么。你的好朋友还会想要跟你在一起吗？如果你是这样对待睡眠的，那睡眠为什么还想跟你在一起呢？

你可能现在还不相信我，不过这就是事实——你本来就会睡觉，而且还能睡得很好。你需要的并不是"修理好"睡眠的方法，因为你的睡眠并没有坏掉。你需要的也不是一大堆"优化"睡眠的建议，因为对睡眠健康来说，完美主义既没有必要也没有用。

你真正需要的，是重塑你与睡眠之间的友谊。

这意味着你要照顾好睡眠，但不能专横跋扈。这意味着你需要和睡眠建立有意义的界限，不能放任僵硬死板的期待，去统治睡眠。这意味着你要理解睡眠对你的需求，而非只考虑你想要睡眠为你提供什么。这本书可以作为一个中间人，用最新的临床睡眠科学，来帮你与睡眠重建连接。本书的第一部分，是认识你的睡眠，我会引导你从最基本的科学知识开始，重新了解什么是健康的睡眠，以及失眠到底意味着什么。这样，你就能更自信地穿越互联网上的信息丛林。（剧透一下：这些信息大部分是有误导性的！）你将学到，为什么在失眠临床试验中，睡眠卫生习惯是被用作安慰剂组而非干预组（剧透：因为它在失眠这事儿上帮不上忙），以及睡眠专家实际会给出的建议。

在第二部分，我会讲到睡眠重置，把你的睡眠和生物钟重新调回初始设置，这样可以让你与睡眠的关系有一个全新的开始。接着，在第三部分，更深入地探讨围绕睡眠如何思考和行动，更深入地了解我们与睡眠的关系，然后成长为研究自己不良行为的专家。这两部分（第二和第三部分）是"再见失眠计划"的核心。我会在这部分内容中，为你提供工具，帮你理解"属于你的睡眠"是什么样子，而不是那种标准的 8 小时模式化睡眠。你将学到与睡眠重建良好关系的实用技巧，这样，不仅入睡和维持睡眠会变得更容易，而且白天还会感觉好得多。

作为收尾，第四部分会解答那些你迫切想知道的问题，比如，随着年龄增长，我们的睡眠会产生什么变化；女性特别关心的睡眠议题（孕期、产后和更年期的睡眠）；有其他生理和精神方面的疾病时，需要注意什么；何时需要关注其他类型的睡眠障碍。

所有这些概念和方法都基于最前沿的睡眠科学、行为睡眠医学，以及昼夜节律科学（也就是你的生物钟是如何工作的）。我们还会求助于现存最有效的失眠疗法——CBTI（失眠认知行为治疗）。这种疗法早就已经被美国医师协会作为成人失眠障碍的一线疗法。作为一名经协会认证的行为睡眠医学专家，我可以为 CBTI 的效果作证——我已经在数不清的患者那里使用了这个疗法，他们一开始都坚信自己的睡眠坏掉了，经过治疗后都重获新生。（顺便说一下，如果你已经试过 CBTI，但是没有奏效……请继续读下去吧，因为不是每个提供 CBTI 的人都会使用同样的操作方法，我打赌你肯定是错过了某些重要的起效元素。）

不过，这本书并不是教你一步一步如何使用 CBTI 的说明手册。在我看来，如果没有一个经验丰富的专家来一对一指导你，CBTI 有时候容易被刻板使用。（专家可不容易找，除非你住在旧金山，愿意自己掏腰包支付 45 分钟 300 美元的费用。）我坚信，如果你没有真正理解方法背后的原理，就无法体会到真正效果持久的改变。

这就是为什么，这本书的结构设计并没有遵循标准的治疗过程，而是集合了一系列关于失眠你可能想提出的问题。我非常欢迎你以自己的节奏随意翻阅，或者跳过一些章节来阅读，就像读一本关于水母或者太阳系的科普书籍那样轻松愉悦。如果你想用这本书来系统地指导你克服失眠，那么我推荐你按顺序阅读本书。你需要拿出 6~10 周的时间来，把"再见失眠计划"（本书的第二和第三部分）完整跟进下来，并且在每一章都给自己留出一整周的时间，确保充分理解和实际操作了这一章的基本概念和技术之后，再进行下一章的内容。第四部分的章节更像一个菜单，你可以随时按需浏览。

　　你不可能只靠读一本书来改变失眠，就像你不可能靠读一本友谊指导手册来交到朋友。就算你脑中已经完全掌握本书所讲的概念，跟着练习去行动才会真的让你与睡眠的关系发生变化。所以，请在练习作业上多下功夫。而且，我也会试着给你提供一些指导，告诉你什么时候可以期待看到一些改变。每当我看到人们在改变发生之前，就放弃继续使用那些基本的技术，我总是觉得很可惜！

　　这里小剧透一下：凯特犹犹豫豫地开始了睡眠治疗，但是她最终做得非常漂亮，而且这个过程比她想象的还要快。从一开始到结束，我一共与凯特见面 5 次，每次治疗间隔 1~2 个星期。最终，她放下了与睡眠的"拔河比赛"，她不再被想要控制睡眠的念头所控制，她惊讶自己每晚都能睡那么好，白天也感觉那么好。并且同样重要的是，凯特不再为睡眠而烦躁焦虑，转而对这个夜晚伙伴充满温情，她和睡眠又重新成为知心朋友。

　　如果凯特都能爱上睡眠，那么你也能。当这件事发生的时候，你将会拥有一个忠诚的终身伴侣，你会体验到睡眠本应该有的感受——轻松、温柔且甜美。

目　录

第一部分

了解睡眠

第 1 章　健康的睡眠什么样？

你体验过不知不觉进入梦乡时，那种宁静的喜悦吗？那种在失去意识边缘的时刻，甜美的平静感？或者，梦醒时分，像是身体刚滑进盛夏的游泳池一样，那种休息过后一身清爽的感觉呢？

问这些问题可能挺残忍的。既然你在读这本书，可能安宁的睡眠体验已经是久远的回忆了，甚至这些回忆已经被很多个痛苦挣扎的失眠夜破坏，你甚至不记得它曾经存在过。可能，你一直睡眠不太好，这种虚构的美好的睡眠体验，就是你多年来一直在追寻的那个梦。可能，你的睡眠也没有那么差，但是你忍不住会想，能不能，或者应不应该让它变得更好一些。说不定，如果你像博尔特那样每天都睡 8~10 小时，你也可以成为世界上跑得最快的人呢……或者至少可以开始训练 5 千米长跑了。可能，你会想，有没有什么睡眠技巧，如果使用得当，就能让自己变得更聪明、更性感、更幽默，反正就是变成一个更"优质"的人。

无论你是迫切地想要解决睡眠问题，还是仅仅对睡眠感到好奇，我打赌你一定搜索过这样的问题："我需要睡多久？""最理想的睡眠温度是多少？""是否有 5 分钟内就能入睡的小妙招？""让你睡得更好的技巧是什么？"但是，能让你睡得更好的，根本不是你渴望的这些技巧或者招数，能让你睡得更好的，是这个简单而深刻的道理：健康的睡眠来自我们与睡眠的良好关系。这意味着，从科学和经验两方面的角度，我们都需要准确地理解睡眠如何运作，以及什么样的做法可以让睡眠茁壮生长，什么样的做法会压抑、束缚睡眠。这意味着，去认可和信任你身体与生俱来的睡眠力，以及随着睡眠一起，适应人生不可避免的挑战和磨难。

这本书将教你如何做这些事情。它很适合为睡眠而挣扎的人；晚上上床时无法关掉大脑，怨恨地瞪着天花板（或者他们打呼噜的配偶），白天像背着砖块一样疲倦的人；成天担心着失眠会毁掉他们的身体和精神健康，渴望着真正解乏休息一次的人。我懂你。我明白你的挣扎——那些精疲力尽、翻来覆去、在希望与绝望之间徘徊的夜晚。我有好消息要告诉你。

失眠是可以治愈的。虽然我是一个临床医生，但我的注意力维持时间很短，并且我的共情能力敏锐到近乎病态。唯一能让我日复一日使用的疗法，就是那些真正有效（并且很快起效）的疗法。所以，我在波士顿大学的临床心理学博士课程结束后，就决定在杜克大学医学院实习和攻读博士后期间，专注于行为睡眠医学领域。现在，作为一个睡眠研究者，以及经过美国行为睡眠医学委员会认证的临床医生，我大部分的时间都花在帮助人们克服失眠上。当帮助人们在几个星期里，从"我失去了睡眠力"变成"真不敢相信，我竟然睡得那么好"，我发自内心地感到满足。让那些孤军奋战很多年的人一点点燃起希望，使我非常愉悦。而产生这样效果，仅仅是用了科学的方法，重新设置他们的睡眠生理条件，以及他们在睡觉这件事上的所思所想。

我之所以写这本书，是因为人们一直在推特上问我关于失眠的问题，而 280 个字符的输入框装不下我的回答和热情。我想写一本紧跟前沿的、高度聚焦于失眠的书。因此，这不是一本给外行人看的睡眠教材，而是将读者视作聪明、好奇，有能力为自己做出决策的人，我将邀请读者一起，进行一场围炉谈心。我要真正回应他们关心的问题，用一系列科学且接地气的内容，给他们提供对失眠的合理解释，就像平时我会对患者讲的一样。所以，我希望在这本书中，所有失眠的人都能找到他们迫切想要的答案，以及一个帮他们与睡眠重燃爱火的实用计划。

让我们开始吧!

要与睡眠重建良好关系，我们首先需要认识它。就像一个多年未见的老朋友，你以为你了解他，但也许你并不了解，或者现在已经不了解了。所以，让我们从一张白纸开始学起。现在，让我们带着开放的心态，准备好从头开始，认识睡眠这件美好的事。

什么是睡眠?

你可能会以为，给睡眠下定义很容易，但实际上我们很难准确地定义它，它很像一首爵士乐——"当你体验到的时候就知道它是什么了"。今天，科学家依然在试图准确地理解睡眠是什么，睡眠机制是如何运行的，以及它为什么会发生。不过，到现在为止，以下这些是我们已经确信的。

◎ 睡眠是自然发生的，每次睡眠之间通常会有一个比较规律的间隔时间。

◎ 在睡着的时候，我们对周围环境的反应度低于醒着的时候，却高于昏迷的时候。

◎ 在睡眠中，大脑的活动与清醒的时候不一样。

◎ 如果我们很长时间没有睡好，我们的状态会很差，我们的健康或者身体机能也会受到负面影响。

什么不是睡眠？

◎ 睡眠不是你的大脑或者身体"关闭"了，你会发现，它是一个活跃的动态过程。

◎ 睡眠不是一种技术，你不能（也不需要）通过努力来习得它。睡眠是一个被动发生的无意识状态，你可以欢迎或允许它来，但是你无法召唤或控制它。

◎ 睡眠不是所有困扰的解决方案，这种期待会让你失望，也会给你的睡眠加上过多的压力。

睡眠中会发生什么？

在睡眠中，我们的身体和大脑确实做了一些神奇的事情，包括：

◎从脑脊液（你大脑中的液体）中清除毒素。

◎ 释放生长激素和性激素。

◎ 修复受损组织，维护健康组织。

◎ 回顾和重组白天获得的新信息。

◎ 调节情绪。

◎ 练习新技能。

请注意我没有说"睡眠为我们做了一些神奇的事"，这一点很重要，因为我们不应该把睡眠当作一个能增强我们机能的工具，我们不应让睡眠承受很多本不属于它的压力。我们可以把睡眠仅仅看作是这些生理活动美好的副产物。换句话说，睡眠既不是我们的主人也不是我们的仆人，既不是我们问题的答案也不是我们问题的责任人。转换想法很难，如果你已经跟失眠斗争了很久，那就尤其困难，所以对自己耐心一点儿吧！先开始试着注意一下，你是否期待睡眠来服务于你（如"我需要在明天的面试中好好表现，所以我需要睡觉"），等你读到第三部分"深入探索与睡眠的关系"的时候，我们再来回顾这一点。

上文我们提到的一系列身体和大脑活动，会分别在不同的几类睡眠（有时它们也被叫作"睡眠阶段"）中产生。这几类睡眠通常会以某种模式组合，在夜间交替发生。我不太喜欢把这些睡眠的类型叫作"睡眠阶段"，因为它并不是像在打游戏一样，以升级打怪为目标，没完成目标就得重来。完全不一样！它更像是在品尝自助餐，可以去选第二份，第三份，以及更多份食物：先来一点儿 α 波睡眠，然后再来点儿纺锤波搭配 K 复合波，也许现在可以来点儿慢波睡眠了（或者根据大脑的心情，来点快速眼动睡眠也行），接下来再来点儿纺锤波收尾。嗯，真香！这也是为什么，我不喜欢叫它们"浅睡眠"或者"深睡眠"。这两个词暗示着"坏睡眠"或者"好睡眠"，但其实要想睡个好觉，这几种类型的睡眠（以及清醒）都是我们需要的，就好像一顿有营养的餐食需要均衡的蔬菜、蛋白质以及谷物。不幸的是，睡眠科学的官方词汇大都使用"睡眠阶段"，所以为了尽量不产生歧义，本书还是会使用这个词。

阶段 1（平静的清醒状态）

阶段 1 被认为是最浅的一类睡眠，因为我们很容易从中醒来，并且在这个阶段，我们可能根本不会觉得自己在睡觉。这就是为什么它有时会被叫作"平静的清醒状态"。在一个典型的夜晚里，此阶段仅占 5% 的睡眠时间，通常在由清醒转换为其他睡眠类型的过程中起到过渡作用。

阶段 2（浅睡眠）

虽然阶段 2 被叫作"浅睡眠"，但其实它是一个很活跃，并且对大脑很重要的时期。在这个阶段中，大脑会产生一个又一个的纺锤波，它会帮助我们的大脑巩固学到的新知识。另外，这个阶段还有 K 复合波，它是一种我们还不完全了解的脑电波活动特征，它有可能代表我们的大脑在检查周围环境中有没有新的信息。当你在白天学习了新东西，不管是法语动词变位还是网球发球方法，你的大脑都会在阶段 2 睡眠中产生纺锤波，让你在醒来后，对这些知识和技能掌握的比入睡前还要好。这个阶段的睡眠大约占一整晚睡眠的 45%~55%。是的，你没看错……我们整整一半的睡眠时间都应该花在"浅睡眠"上，而且这时间花得很值。

阶段 3（慢波睡眠，深睡眠）

这个类型的睡眠被叫作"慢波睡眠"，是因为在脑电图（EEG）上监测到的大脑活动看上去很像幅度很大的、滚动的海浪，它不是清醒或者其他类型的睡眠时看到的那种又紧密又狂乱的小幅波动。在阶段 3 中，大脑中的淋巴系统会做一项重要的清洁工作，也就是将有毒物质从大脑中清除出去；它还会释放生长激素和性激素，帮助我们巩固学习，以及参与整体的休息和修复过程，这些都是很好的事。人们通常会把阶段 3 叫作"深睡眠"，但是请不要认为它是睡眠中唯一好的阶段，或者认为它比其他类型的睡眠更好——这是一个常见的误解！事实上，对一个睡眠健康的人来说，在一个普通的夜晚，阶段 3 只会占据整晚睡眠的 15%~20%，人过中年还会更少。这个类型的睡眠大多发生在前半夜的睡眠中。

快速眼动睡眠

快速眼动睡眠（REM sleep）是与另外 3 种睡眠（它们可以统称为"非快速眼动"阶段）很不一样的。在快速眼动期，你的主要肌肉会失活，你的眼睛会在眼皮下移动，你的脑电图会与醒着的时候很相似。此时大脑非常活跃——它会梳理记忆，将情绪赋予意义，决定哪些记忆留下来，哪些记忆被遗忘。想象一个侦探，伴随着紧张的背景音乐，正在梳理墙上那些互相关联的枪击案、新闻事件和一个个问号。有了这样的大脑活动，我们大部分的梦境会发生在这个阶段，也就不足为奇了。

清醒

是的，如果要了解健康的、典型的夜间睡眠，我们就一定会谈到清醒。一个 35~65 岁的健康成年人每晚会醒 10~16 次，不过这些短暂的清醒时间绝大部分都会被忘记（老年人醒的次数会更多）。记得其中几次清醒是很正常的，比如去卫生间，调整姿势，喝口水，或者被一个声音或者一个梦给惊醒。不用担心这些事情会打断你的睡眠（重复一遍，不用担心）。你的大脑天然地就会每小时打断睡眠好几次。十几次短暂的醒来（其中几次你可能记得，每次会持续个几分钟）是完全正常的，所以如果你的睡眠监测手环告诉你昨晚醒了 10 次或者 20 次，别生气。短暂地醒过来不会让你的睡眠周期打断重来，或者错失某一个睡眠阶段——除非你有阻塞性睡眠呼吸暂停综合征，或者其他严重的睡眠障碍，会让你晚上每隔几分钟就醒过来（见第 16 章）。

睡眠"周期"之谜

我们的大脑会在这些不同类型的睡眠之间，以一种相对规律的模式来回变换，但每个人每晚变换的模式又不太一样，这种模式就是"睡眠结构"。我不喜欢睡眠"阶段"这个词，同样我也不喜欢把睡眠结构的变化模式叫作"睡眠周期"。你可能曾听说过一个睡眠周期有 90 分钟，要尽量算好时间，让你的闹钟叫醒时间恰好在一个周期的结尾。

完全错误。忘了这回事吧。

睡眠结构的变化模式不是复制粘贴，因为所谓的睡眠周期并没有那么齐整。每个人的睡眠结构都不一样。就算是你自己，在同一晚上的每个"睡眠周期"，在形态和长度上也都不一样。而且，周期和周期之间的界限是很模糊的。有可能一部分大脑还处于阶段 2，另一部分大脑已经滑进了快速眼动睡眠。有可能大部分的大脑已经醒了，阶段 2 的纺锤波也还会在某处冒出来，甚至阶段 3 的慢波也有可能会短暂出现一下。在深睡眠中，你的大脑也不全是慢波脑电活动。这些起伏的脑电波会从一个脑区移动到另一个脑区，就像龙卷风一样，在你大脑皮层的沟沟壑壑上扫过。所以，如果我们说睡觉就是睡眠阶段在"周期循环"，那就好像在说滚石乐队的歌是和弦在周期循环。它把一个复杂、神秘又美丽的现象描述得过于简单了。正是因为睡眠结构是如此奇妙而混乱，所以，我们没办法控制它。

但是别担心——你不需要控制你的睡眠阶段，你的大脑会自动根据你当下的需求，去调整深睡眠、快速眼动睡眠和浅睡眠的比例、顺序，以及把它们放在哪个脑区。这种灵活性是很棒的！有些天你在学习网球发球，有些天你看了一些让你情绪激动的纪录片；有些天很长，有些天很短——在每种不同的情况下，你的大脑都知道如何调整你的睡眠。

【思考时间】

为什么"睡眠周期"这个说法这么受欢迎？我认为，是因为我们大家都有一种渴求，想要通过科技来控制睡眠。我们会在第 3 章详细聊聊那些睡眠小工具，不过在那之前，我想先告诉你——在相信一个小工具能让你在"睡眠周期的末尾"叫醒自己之前，要先相信你自己的大脑。因为，首先现有的睡眠工具并不擅长识别区分睡眠阶段，其次这个概念既武断又不合理。这不是说，如果没有准时地在快速眼动睡眠发生的时候醒过来，你之前的睡眠就不算数了。

健康的睡眠是什么样的（以及 8 小时传说是怎么来的)？

当你的大脑和身体功能都能满足自身的需求时，健康的睡眠就会自然发生。理想情况下，健康的睡眠也是会让你感觉很好的睡眠。

但显然，当人们在问这个问题的时候，实际上的意思是："我需要睡多久？"你肯定听说过每晚应该睡 8 个小时。这就好像谷歌上说你需要每天喝 8 杯水。这对正处于高强度足球训练中的梅根·拉皮诺埃[①] 适用吗？或者，对正在刷剧的我（一个小电视迷）适用吗？一个亚利桑那州沙漠中的建筑工人，应该跟一位生活在多雨的西雅图的图书管理员喝一样多的水吗？

睡眠也是同样的逻辑。不仅你与我之间存在睡眠时长不同的需求，我们每个人在每一天、每一周、每个季节，在一生中的不同阶段，睡眠时长的需求都可能会发生变化。怀孕的时候，睡眠会变；为备战马拉松进行训练的时候，睡眠会变。失恋、从城里搬去乡下、倒时差、开始一份新工作、丢掉一份工作、从感冒中康复、学习吹小号、青春期、退休……如果你看到你的生活在眼前过电影一般闪过，请闭上眼睛深吸一口气。睡眠经常在变，这很正常，这是因为睡眠本身就是有弹性、有韧性的。为什么呢？

---

① 著名美国女子职业足球运动员。——译者注

想象一群原始人类打算生活在热带大草原上，这个部落中的每个人每天都在同一个时间进入沉沉的睡眠，不会醒来，睡的时间也一样久。如果我是一只剑齿虎，我只要在这群原始人自助餐附近驻扎下来，然后白天悠闲地磨爪子就好了。因为我知道这个非常容易预测的物种，每天晚上都会成为一顿完全不能自卫的大餐。

我们的史前祖先需要有不睡觉的夜猫子、早起的百灵鸟、睡得像木头一样的沉睡者、半夜会醒的人、白天爱补觉的人，以及各种各样类型的睡眠者。这种多样性能帮助他们保护生命安全，让种群延续下去。他们需要睡眠少、有智慧的老人，来照顾那些睡眠需求高的疲劳的猎手；他们需要早起的人在清早准备好弓箭，也需要晚睡的人在晚上站岗放哨。在夏天，他们需要更多的阳光刺激，去进行更丰富的打猎和采集活动；到了冬天，他们需要保存能量，因为没有那么丰富的物产可供收获。当视野内出现危险时，他们需要立刻从困倦切换到警醒状态；当食物缺乏时，他们也需要保存能量，减少消耗。

这就是为什么进化使得我们的睡眠如此多样又富有变化。这也是为什么勒布朗·詹姆斯每晚睡 12 个小时，而特里·格罗斯大概率不会睡这么多（除非她在主持电台脱口秀节目《新鲜空气》之外，还偷偷当专业举重运动员）。

就算我们一定要把理想的睡眠时长这个复杂的问题简单化，"8 小时"也依旧不是最佳答案。举个例子，近期一项关于日本老年人的大型研究发现，那些平均每晚睡 5~7 小时的人，与睡得更少或更多的人相比，死亡率和阿尔茨海默病患病率都是最低的。你可能想过睡得少于 5 小时不太好，但是估计你没考虑过，睡得时间过长也与很多健康问题相关。事实上，在最新的元分析[①]研究中，我们从至少 43 000 名参与者的长期

---

① 元分析（Meta-analysis），是对具有相同研究目的的多个独立研究结果进行系统分析、定量综合的一种研究方法。——编者注

追踪数据中看到，长睡眠（每晚 8 小时或以上）与 77% 的阿尔茨海默病风险增加相关，而短睡眠（每晚少于 6 小时）与阿尔茨海默病风险增加并没有相关性。这里不是在建议你每晚防止自己睡眠超过 6 小时。我们下面会讲到，这些研究并没有告诉我们，每个人理想的睡眠时长是多少。

为什么这些不同的研究会得出不同的数字呢？首先，关于"短睡眠"意味着什么，研究者之间也并没有达成一致。所以我们会把成百上千的参与者放进这个类别里，有时候会包括睡眠少于 5 小时的人，有时候也会把睡 7 小时或 8 小时的人包括进来，取决于这个研究团队决定在哪里画这条线。而当不同研究的数据被放在一起来讨论的时候，我们就没办法知道是那些睡 5 小时的人，还是那些睡 7~8 小时的人贡献了"短睡眠组"的研究结论。

其次，研究者也用不同的方法来测量睡眠。有一些睡眠时长研究只会简单地询问参与者："你每晚大约睡几个小时？"而另外的一些研究会让参与者辛辛苦苦地记录很多天的睡眠，使用的工具也不尽相同，甚至可能会借助复杂的实验室仪器来记录参与者的睡眠。我们可以很自信地猜测一下，那些新闻头条基本用的都是粗糙的估计数据。

最后，特别重要的是，这些不同的研究会包含不同人的样本。有些是年轻人，有些是老年人；有些追踪疾病高风险人群，有些只关注健康人群；有些研究是在美国做的，有些是在日本、荷兰、土耳其等地。到现在为止，你已经差不多了解，那些新闻头条并不会告诉你这些背景信息，而且如果我们去深挖细节的话，就会发现事情很复杂。

有一个现象是，几乎所有关于睡眠时长的大规模研究都认同：长期来看，长睡眠（通常指每晚睡 9 或 10 小时）与更多的健康问题具有相关性。

这是否意味着你决不能让自己睡超过 9 小时呢？或者需要给自己的睡眠时长做一些其他具体的限制，或者带着期待去看待睡眠时长呢？答案是不要。原因如下。

◎ 相关不等于存在因果关系。睡 9~10 小时的人统计上更有可能会患上阿尔茨海默病，并不意味着长睡眠导致了阿尔茨海默病。没准儿是反过来——与阿尔茨海默病相关的大脑变化导致了这个人容易睡得久。或者，也许两件事都是由另外一个完全不同的因素导致的。如果你的身体告诉你，你需要 9 小时的睡眠，就没有必要减少睡眠。但如果是你的大脑告诉你，你需要某个时长的睡眠，如果不这样的话会死得早……那我们在本书第三部分还有很多工作要做。

◎ 假设一个人平均每晚睡 7 小时，实际上有时他可能睡得多一点儿，有时少一点儿……一个人的睡眠时长是可以起伏波动的。

◎ 总拿平均数说事儿的问题就是，你我都有可能是偏离平均数的人。

◎ 就算你符合人口统计学上的平均数，你需要的睡眠时长和睡眠模式，也可能无法与某个特定研究中的样本平均数相匹配。例如，我们大部分人应该都不是 67 岁的日本人。

◎ 最终结论是：睡眠并没有正确的标准。健康的睡眠可以有很多种形态，时长也不同，只要它符合你当下的身体需求就好。

那么，为什么美国国家睡眠基金会（以及我的医生）都说我应该每晚睡 7~9 小时呢？

如果去看标题背后的信息，你会发现，美国国家睡眠基金会实际上认为，5~11 小时的睡眠对成年人来说都是合适的。这也是为什么，我们要花这一整个章节来给你讲解健康睡眠是什么样的。它没法简单用几个数字来概括。

　　而且，我认为，公共卫生信息和个体的健康建议之间，是存在一些差异的。确实可能，那些不让自己拥有足够睡眠的人（如通宵熬夜的大学生、成天在发邮件的职场人员）比长期失眠的人要多一些。所以，一个合理的公共卫生建议，用一个标题能放下的长度，传达出来的信息就会偏向让人们睡得比原本需要的多一些（每晚 8 小时）。但是，这是以许多失眠症患者为代价的，尤其那些对睡眠很在意，但是压根不需要 8 小时睡眠的老年人。

夜晚发生的事情也不是全部

　　我们已经聊了夜晚发生的事情。但是，只聊晚上的睡眠，就好像只关注海浪而忽略了潮汐涨落。睡眠不是在真空中发生的，它是我们身体中庞大的节律系统的一部分，这个系统被称作"昼夜节律"（circadian rhythm）。拉丁文"circa"和"dian"组成的意思是"大约一天的时间"，所以昼夜节律简单来说就是"大概每天的节奏"。它体现在我们每天的核心体温波动、激素水平波动、代谢功能波动、注意力波动、情绪波动……每一种波动，都跟随着昼夜节律系统的大潮起起落落。

　　为什么昼夜节律系统对睡眠很重要呢？多年以前，我有幸去观看了波士顿交响乐团的排练（对一个研究生来说，正式的演出太贵啦！）。有一些表演真的很出色，让我沉浸其中无法自拔。就算忽略演奏的艺术性，一百个不同的演奏者表演着一百种不同的乐器，却能让声音和谐地融合成一个有机体，营造出这样优美而精准的乐章，这景象总会让我赞叹不已。

　　某种程度上，我们的身体也像一个管弦乐团。亿万个细胞，带着它们自己的昼夜节律生物钟，组成身体组织、器官和生理系统，它们都需要协同"演奏"来维持我们的身体机能。就像一个管弦乐团一样，有一个人在指挥着整场演出——那就是视交叉上核（SCN）。视交叉上核在我心目中是最被低估的脑神经核团。它是大脑深处一个只有豌豆大小的区域，它的作用就是指挥你的昼夜节律系统。这个"指挥"要管理一个由亿万个成员组成的"管弦乐团"，让它准时、同步地演奏乐曲。如果它知道当时的时间，它可以很好地发挥作用，让整个乐团节奏准确统一。你的身体和大脑就会知道什么时候应该做什么事，包括什么时候该困了，什么时候该醒着。但是，可能由于你没有保持一个规律的作息时间，让这位指挥糊里糊涂的，它就没办法带领这个乐团好好演奏了——包括你的睡眠和清醒状态在内的一切，都会受到不良影响。

什么时候睡觉最好？（了解你的作息类型）

所以我们要怎么做，才能让我们的指挥大师开开心心的，让我们的昼夜节律系统好好地运转呢？我们会"睡眠重启"，也就是本书的第二部分讲到，关键就在于让白天与夜晚有明显的差异，以及每一天之间保持一致性。也就是说，我们需要让大脑很容易就能分辨，现在是白天还是晚上，以及保持规律的行为模式，让我们主要的生理活动在稳定的时间发生——包括什么时候睡觉，什么时候起床。

很多患者会问："那什么时候睡觉最好呢？听说从 X 点到 Y 点睡觉可以让我们获得最好的睡眠。"就像我们每个人需要的睡眠时长都不一样，我们自然想去睡觉的那个时间点，也会不一样。这个时间段还会在一生中不断变化。家长肯定知道我在说什么，5 岁的孩子早上 6 点就跑到大人床上腻歪，等到了 15 岁，这孩子睡到中午也不肯起床。你也许还记得，在大学的时候，别管是熬夜学习还是晚上聚会，你过了午夜还总有用不完的能量，而现在过了晚上 10 点半，你眼睛都睁不开了。到了

80 岁的时候，你可能会困得更早，而且用不着闹钟响就会在太阳出来前醒来。

这些什么时候想睡觉、什么时候感觉清醒的倾向，就叫作作息类型（chronotype）。你可能听说过夜猫子（倾向于晚睡晚起的人）和百灵鸟（倾向于早睡早起的人）。你甚至可能曾经在网上做过测试，看看你属于哪种"睡眠动物"。这种测试基本就是在模糊地分辨你的作息类型。不过，其实就像身高一样，每个人的作息类型都是连续光谱上的某个点。

我想再强调一下，没有哪一种作息类型一定是好的或者不好的，健康的或者不健康的。我们经常会污名化"夜猫子"，认为他们"懒惰"或者告诉他们应该在一个"合适的"时间起床。事实是，不管你的作息类型是什么样，你都有可能很懒惰，或者很勤奋。

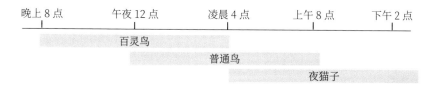

虽然有研究称，作息类型晚的人（也就是夜猫子）更容易患抑郁症，但这是因为，他们需要把原本的作息类型强行调整到更受认可的社会规范上，而这种社会时钟是为早起的人设计的。他们的作息类型不是问题，他们的睡眠不足才是问题，因为他们必须得早起，才能赶上早 8 点的课程，或者他们老在工作日 6 点起和周末 9 点起之间变来变去，就像每周都从纽约到洛杉矶来回穿梭，总在调时差。如果允许他们按自然的作息类型休息，比如从凌晨 2 点睡到早上 10 点，他们就会变得非常开心、健康，并且勤奋。

我们会在第 6 章和第 16 章更详细地讲解作息类型和昼夜节律。现在，你可以开始问问自己，你天生的作息类型是什么样的。你感觉最有活力、最有生产力的时间，是在早上还是晚上？如果你在度假，没有任何责任义务，没有人（包括你自己）评判你，那么你会几点睡、几点起？回忆这辈子你对自己作息感到最舒服的时期，那时候你是几点起床呢？

请记得，跟你的身体协同工作，永远比跟它对着干要更容易，也更健康。如果你很幸运，能灵活安排白天要做的事情，请不要因为某个超级高效率的首席执行官声称在某个时间起床，就武断地给自己选一个一样的起床时间。也请不要武断地选一个"该睡了"的时间上床睡觉，一定要倾听你的身体。

怎么样才能拥有健康的睡眠？

现在看上去唯一不变的就是，每个人的睡眠模式都不一样，每个人的睡眠模式也随着时间一直在变化。那么我们怎样才能在合适的时间获得合适长度的睡眠呢？如果我们无法获得这个睡眠公式里所有变量的值，而且就算是那些我们已知的变量，我们也没办法控制它，那么怎么才能解开睡眠这道题呢？

这是一个伪命题。如果问一个睡得很好的人："你是怎么做到的？"他们的答案通常是："不知道呀，去睡就好。"

别生气。他们并不是想要自私地把睡好觉的秘诀藏起来，他们也不是想炫耀这件很难的事对他们来说很容易，他们是真的不知道自己是怎么睡得那么好的！况且，他们也从来不为睡觉做任何努力。事实上，他们可能压根就没怎么考虑过自己的睡眠。

好消息是，当我们与睡眠之间关系良好的时候，我们就不需要刻意计算、控制、管理、计划、寻找策略，或者突破什么阻碍了。大脑会在你意识不到的时候，把所有东西都计算好。你只需要像那些睡眠好的人一样，享受这个过程就好。想要达成这样的良好关系，你只需要：

1. 学会倾听你的身体。

2. 知道哪些行为和心态会阻碍你的睡眠。

这本书里接下来的内容，全部都是在教你做这两件事。要做到第一件事，你可以从放下"我需要精确地知道我需要多少小时的睡眠"这个想法开始。这个固执的想法有时候会将自己掩饰成另外的形态，比如"要是能每晚多睡半个小时，就更好了"或者"我也没有要求每晚睡 8 小时，不过至少也得睡 X 小时吧？"

我想邀请你一起，开始感受，而不是思考。具体来说，就是感受"困"的感觉。带着真诚的好奇心问问自己："困的时候，我的身体是什么样的感觉，累的时候又是什么样的感觉呢？我是如何分辨困和累的呢？我的眼睛是什么感觉？我的头、我的手、我的腿是什么感觉？"不需要去改变或者去努力制造出什么感觉，顺其自然就好。

你可能觉得好像并没有在做什么，这就对了。仅仅是简单地从行动模式切换到注意模式，你就已经踏上了与睡眠重修旧好之路！就像在伴侣咨询里，要做的第一步，不也是倾听彼此吗？

在下一章，我们会深入探讨失眠到底是什么，以及更重要的，它不是什么。我们还会带你一步一步地，看看自己是怎么发展出失眠的，这会帮助你了解该如何一步一步走出失眠的阴影。

本章小结

◎ 健康的睡眠既多样，又充满动态变化。你我的睡眠都不同。就算是同一个人，每天、每周、每年之间，睡眠也不一样。

◎ 睡眠有不同的种类（常用"睡眠阶段"来表述），每一种都很好，也很重要。在一夜之中，大脑会让它们以一个相对规律的模式出现，但是它也会根据你当下的需求，来调整每种睡眠的比例，以及睡眠结构的组成。通常，一个睡眠健康的人，"深睡眠"只需要占整晚睡眠时间的 15%~20% 就够了。

◎ 研究表明，理想的睡眠时长有一个区间，但是 8 小时对很多人来说可能都不是最佳答案。想要知道你当下的"最佳"睡眠时长，唯一的办法就是倾听你的身体（以及不要阻碍它工作）。

◎ 我们睡眠和清醒的时间点，跟我们睡了多久，是一样重要的。这个时间点，在每个人之间和一生不同时期之间，也都不一样。了解你的作息类型，与你的身体合作，而不是对着干。

◎ 想要获得属于你的健康睡眠模式，你可以先学着从行动模式切换到注意模式。意思是，不要带着评判或者努力，去关注"困了"是什么感觉。这是你的第一份家庭作业。

第 2 章　失眠是什么，我是怎么开始失眠的？

　　凯特是一名成功的数据科学家。她和丈夫育有一对 7 岁的双胞胎儿子。曾经，人们会认为凯特是一个充满活力的人。总体来讲她还是很健康、乐观，但在过去的几年中，由于夜晚的困扰，她的生活变得沉重了很多。凯特每晚都很害怕上床睡觉，因为她知道自己可能会翻来覆去好几个小时，试图关掉飞速运转的大脑。就算是睡着了，她依然会反复醒过来，半夜三更看着闹钟上愤怒的红色数字。她很努力地不吃安眠药，但是半夜两点睡不着的绝望感让她别无选择。在早上家人还没起床时，筋疲力尽的凯特有时候会让自己先在厨房里哭几分钟。一天还没开始，她就感觉已经被打败了，睡得这么少，她不知道要怎么撑过这一天。

失眠是什么？

　　你不需要上过医学院才知道失眠是什么，很简单，它就是一个人在入睡或者维持睡眠过程中，遇到了严重的困难。基本上每个人都经历过失眠，至少在某个时候——在赶早班飞机的前夜，在跟伴侣吵架后的晚上，在面试、婚礼，或者去迪士尼乐园的前一天晚上……这些都很正常，也没什么问题。

失眠障碍，或者慢性失眠，确实是个问题。这时候，我们遇到的就不仅仅是偶尔有几个晚上睡不着了。慢性失眠的诊断条件是：

◎ 在大部分的日子里都有入睡和（或）维持睡眠的困难。

◎ 这种情况已经持续了至少几个月。

◎ 它已经造成了白天情绪、功能、活力或者生活质量的问题。

◎ 这样的睡眠问题并不是由某个明确的外在原因造成的，比如在傍晚喝了过多的咖啡，在晚上需要照顾别人或者响应危机，卧室窗外有刺耳的噪声，等等。

◎ 这样的睡眠问题也不能被其他药物反应、精神困扰，或者睡眠障碍所解释，也就是说，就算这些问题得到了解决，失眠很可能依然存在。

不过，了解失眠不是什么，跟了解失眠是什么一样重要，这样我们努力的方向才不会出错。所以，让我们来澄清一些关于失眠的常见误解。

失眠不是没有达到特定的睡眠指标

从失眠障碍的诊断标准上，你可能已经注意到，并没有一个明确的数字标准，来划分睡了多长时间或者醒了多长时间就属于失眠。在诊断标准中特意用了"入睡和（或）维持睡眠困难"这样的模糊描述，因为失眠并不是"少于 X 小时的睡眠时长"或者"花了多于 Y 分钟入睡"或者"醒来 Z 次"。失眠与否大部分取决于亲临者。所以，如果花 10 分钟入睡让你很困扰，毁了你的一天，那么 10 分钟也是"入睡困难"。如果你觉得，从关灯到入睡花了 60 分钟也挺好的，并没有给你带来任何问题，那你就没有"入睡困难"。

失眠不只是晚上的问题

我打赌失眠并不只是在晚上困扰你。我相信白天你也在为它焦虑（可以理解），让它占据你的精神空间和情感带宽。你可能像凯特一样，甚至一想到是时候要睡觉了就害怕，或者根据今晚预计会发生的睡眠问题来更改晚上的计划。失眠还让你感觉很差——你很累、脑子云里雾里、易怒，而且坚定地觉得只要能睡好，你就会比现在快乐、高效得多。

失眠是一种 24 小时的紊乱，而且失眠的白天部分，可不止占了问题的一半。想要克服失眠，你要做的几乎所有改变，都发生在你醒着的时候。（这是好消息，对于清醒时候要做的事情，你的掌控力更多！）

失眠不仅仅是一种压力症状

人们经常会听到这样的建议，如果他们能更好地管理自己的压力，他们就不会再失眠了。这让那些经历过长达几年失眠的人感到非常沮丧，因为他们通常没有感到特别有压力（除了失眠这件事），或者他们有感到压力，但是自我关照和减压冥想并没有帮上多大的忙。这是因为，就算慢性失眠一开始是由压力诱发的，让它维持下来的也是长期以来发生的其他因素（在本章结尾，会讲到维持因素部分）。但是我满脑子都是焦虑的想法，这肯定是让我停不下来、一直清醒的原因呀！感觉上确实是这样，但是你猜怎么着——如果你足够困，你的大脑就没有机会去想那些事。别担心，开始"再见失眠计划"后，你就明白啦。

失眠也不是因为大脑内化学物质失衡或者某个脑区的功能失调所导致

不过，在某种程度上也是因为大脑会参与我们的一切体验和行动。举个例子，就连肠易激综合征都会影响大脑中的血清素系统（而且也会被它影响）。与此相似，失眠人群的大脑功能与不失眠的人相比确实不太一样，不同点表现在过度觉醒上（在本书的第二部分你会对这个概念更熟悉），但慢性失眠并不是由于大脑某个地方坏掉了或者某种神经化学物质缺失所引起，类似帕金森病是由基底神经节问题以及多巴胺缺失导致的一样。我们很清楚这件事，是因为失眠完全可以不通过服用神经化学调节药物或者神经手术来解决。你现在可能半信半疑，不过当你开始系统地调整阻碍睡眠的因素时，你就会发现失眠真正的罪魁祸首竟是如此平淡无奇，比"化学物质失衡"要好掌控得多。

【常见误解：失眠是治不好的】

就算是在声誉良好的科学家和医生当中，似乎也流传着这么一种常见的误解，就是失眠是由一些神秘而无法治疗的生理原因导致的。连在其他睡眠障碍领域（如睡眠呼吸暂停和发作性睡病）非常权威的睡眠医生有时候都会耸耸肩，告诉人们接受要失眠一辈子的现实。

但是，我一定要告诉大家：失眠完全能治好。治疗各种各样的失眠对行为睡眠医学专家来说就是家常便饭，而且绝大部分情况下都治疗得很成功，因为我们确实理解，并知道怎么处理那些让失眠维持下去的生理过程（和其他因素）。遗憾的是，虽然失眠认知行为治疗已经是美国睡眠医学会（AASM）认证的黄金标准疗法，但关于它的好消息并没有在医疗界传播开来。行为睡眠医学并不是什么"替代疗法"。所以，请不要灰心。

就算你和你的整个家庭都睡眠不好，失眠也是可以避免的

很多病人告诉我，他们从生下来就睡眠不好。很多人的父母"失眠了一辈子。"他们觉得失眠是自己命中注定，这也完全可以理解。

首先，关于婴儿和小孩子：婴儿睡不了整觉就像意大利千层面很好吃一样——完全预料之中。小孩子也是，可能睡眠很差，但不是他们的基因（或者他们的父母）的错。他们天生就会试探你的底线，利用父母无条件的爱，所以很容易进入那个一遍遍父母叫他们睡觉，或者半夜醒过来寻求安抚的模式里。另外一些睡眠干扰，比如梦游、睡惊、尿床，对孩子来说都很常见。

而青春期孩子在睡眠这件事上更加"不走运"。他们遇到的麻烦很多，包括他们自带的夜猫子生物钟，却必须要在一个非常早的时间起床去学校上课（我对此有很多话说），以及社会和学业压力，还有想要独立的迫切需求……他们的睡眠不可避免地会被影响。我说这些并不是为了吓唬家长，让他们知道孩子的睡眠质量有多差，我只想给你吃颗定心丸——如果你曾是一个"睡眠很差"的小宝宝/小孩子/青少年，这绝不代表你没有能力睡得好。

那么，如果你的父母也失眠呢? 有没有可能失眠是家族遗传呢? 别担心，失眠不像亨廷顿病那样是一个基因遗传率很高的疾病，并不是父母某一方得了病，孩子就会有 50% 的概率也会得。基因确实会影响失眠——最近的一项包括 130 多万样本的全基因组关联研究发现，人类有 202 个基因位点可能与失眠有关，不过，它们只能解释 7% 的表型变异。通俗来讲：在你失眠而你的兄弟（或者女儿、朋友、邻居）没有失眠的原因之中，只有非常小的一部分跟基因有关。这也是好消息，因为非遗传的因素更容易改变。

不能用失眠来概括一大堆不同的问题

有一些网站（和一些过时的医学文章）会告诉你，失眠有很多种类：原发性失眠、继发性失眠、入睡型失眠、睡眠维持型失眠、心理生理性失眠、假性失眠、特发性失眠、_____问题引发的失眠，等等。别被这些看起来很复杂的名词吓到，我们现在知道，所有这些失眠的核心原理都是一样的。

例如，我们曾经会区分原发性失眠和继发性失眠（后者现在有更准确的名称，叫作综合性失眠）。当某个人只有失眠，其他方面都很健康的时候，他患有的是原发性失眠。当某个人除了失眠以外，还有其他明确的健康问题，如癌症、慢性疼痛、抑郁症，或者其他让睡眠变差的疾病，那么这种情况就是继发性失眠，或者综合性失眠。有其他的疾病确实会让睡眠问题变复杂，但是这种情况下的慢性失眠，并不是必然发生、无法避免的。这是因为，就算慢性失眠一开始是由疼痛或焦虑引发的，但让它长期维持下去的，却并不是疼痛或者焦虑，而是睡眠被打扰后我们的应对方式，这是我们可以主动去调整的。这意味着，综合性失眠也能使用与原发性失眠相同的改善方法，甚至有可能，采用这种方法后，那些失眠之外的其他情况也能得到改善，或者应对起来更容易。

不要去纠结那些不同种类的失眠。没那么复杂。唯一重要的分类就是短期失眠和长期失眠。我猜，既然你在读这本书，你应该已经跟失眠斗争了好几个礼拜。所以从现在开始，当我提到"失眠"的时候，我指的就是长期或慢性失眠。

失眠不等于长期缺觉

是的，我知道。这听起来很离谱。失眠意味着你没有睡够，对吧？但是可以这样想：如果你缺觉，你会感觉非常困（我指的是困，不是累），[①] 就好像如果你吃太少，你会感觉非常饿一样。如果你非常困，你入睡和维持睡眠就会很容易。而如果是这样的话，你就没有失眠了。

换种说法：如果某个人强迫你少睡觉，就像战争里虐待俘虏那样，给你泼冷水，播放吓人的声音，或者每次你打瞌睡的时候都让你剧烈疼痛，那么随着你被迫醒着的时间越来越长，你会变得越来越困。最终，你会困到无法控制，就算站在冰上，拿个喇叭在你耳边吹，你也会睡着。也就是说，睡眠剥夺会让人很困。如果你失眠了，无法睡觉（躺在床上，没有被虐待）这个事实本身就说明了，你很有可能并不缺觉。

我还有其他证据。在一个经典的研究实验中，把 10 个失眠的人（有长期的入睡或睡眠维持困难）和 10 个睡眠健康但其他方面都很相似的人分别配对。研究者先在实验室中，用多导睡眠仪（PSG）准确测量每个失眠者一整夜的睡眠——多导睡眠仪会监测脑电波、肌肉活动、眼球运动、心律，以及其它生理活动。这种多通路同步监测每分钟都会给出数据，告诉我们这个人有没有睡着。接着，研究者在配对的健康睡眠者身上完全复制了这些数据——他们直到自己配对的失眠者睡着的时间才允许睡着，以及只要失眠者醒了，他们就会在同样的时间被叫醒，度过同样的清醒时长。研究者让这些健康睡眠者连续这样睡了 7 天。这样做真正实现了，让健康睡眠者在整整一个礼拜的时间里，切身体验了失眠者的感受，经历了基本一样的睡眠模式和睡眠时长。你猜这些人会发生什么变化？

我们先说那些显而易见的。这些健康睡眠者体验到了轻度睡眠不足的症状，包括：

◎ 活力降低

◎ 压力感降低

[①] 困和累感受的区分，在理解失眠的过程中是至关重要的。累是感到疲倦、耗竭、精疲力尽、没意思、低能量等。困是感到快要睡着了。之后我们会继续把这一点讲透。

◎ 体温降低

◎ 困意升高 ①

◎ 低估他们的睡眠问题（即他们夜间醒着的时间比他们以为的更长）

大部分情况都在意料之中——在本来该睡觉的时间被吵醒就是睡眠剥夺，这样重复的睡眠剥夺持续一礼拜，肯定会引发一些功能损伤。唯一令人惊讶的是，他们体验到了压力感降低——这种轻微的睡眠剥夺似乎并没有让他们很烦恼或者紧张起来。

真正令人惊讶的是那些失眠者的反应。首先，请记得研究者并没有对这些失眠者施加任何约束。他们就像平常一样睡觉，像平常一样失眠。不管他们在失眠一周后都经历了什么，那都是入睡困难或者睡眠维持困难的自然结果，没有人故意让他们保持清醒。这些结果包括：

◎ 压力感升高

◎ 体温升高

◎ 困意降低

◎ 高估他们的睡眠问题（即他们实际的入睡困难没有他们想的那么大）

◎ 活力变化没有数据

请注意，除了没有活力水平的信息外（太遗憾了，我真的很好奇！），在经历了一样的睡眠之后，这些失眠者的反应与睡眠健康者的反应完全相反。这里还有一个额外的发现：研究者试图让配对的两人睡眠模式保持完全一致，不过他们没有办法控制具体的睡眠阶段。虽然大部

---

① 在实验室中，睡眠研究者用一种非常简单的方法来测量一个人的困倦程度：把一个人放在一个安静、黑暗的房间里，让他们睡一觉，他会花多长时间睡着？花的时间越少，他们就越困。这种方法叫作多次睡眠潜伏时间试验。

分的睡眠阶段都是相似的，但是实际上，失眠者的深睡眠更多。

最终的结论是：虽然两组人经历了一致的睡眠模式，却有不同的生物反应（有时是截然相反的生物反应），这个事实本身就说明，失眠和睡眠剥夺不是一回事，对人的影响也不同。这还说明，不管是什么引起了那些失眠的白天症状——感到更大的压力和紧张，又累又停不下来的感觉——反正不是因为缺觉，而是别的东西。（剧透一下：它是过度觉醒，我们之后会讲到这个概念。）

（有一些例外情况是，一个人可能既失眠，又长期受到睡眠剥夺而缺觉。这样的案例包括那些同时还有严重的睡眠呼吸暂停、其他睡眠障碍和（或）有严重的创伤后应激障碍（PTSD）的人，这些情况都会让人无法获得足够的睡眠，同时又让人过度觉醒，赶走了困意。不过就算是这些人，失眠也是可以治好的。）

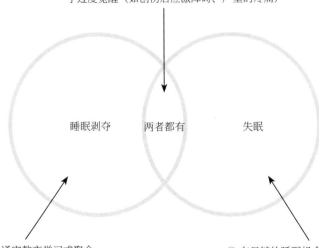

◎ 其他睡眠障碍（如阻塞性睡眠呼吸暂停）
◎ 其他生理或精神方面的疾病阻碍睡眠，或者增加了过度觉醒（如创伤后应激障碍、严重的疼痛）

睡眠剥夺　　两者都有　　　　失眠

◎ 通宵熬夜学习或聚会
◎ 因为工作或家庭职责而没有足够的时间睡觉
◎ 环境因素对睡眠的严重打扰（如有新生儿需要每天 24 小时照顾）

◎ 有足够的睡眠机会
◎ 没有明显来自外界的因素打扰睡眠

不过，作为一个失眠者，你睡得如此之少，怎么会不缺觉呢？以下是一些可能的原因。

◎ 你可能在某些夜晚睡得很少，但你的平均睡眠时长差不多是够的。

我们更容易记住昨天晚上的睡眠和最差劲的那个晚上的睡眠，这也是为什么大部分病人会告诉我，他们每晚只睡 4 个小时，幸运的话能睡 5 个小时。然而，一旦他们开始每天记录睡眠，就会发现，他们有时候睡 4~5 个小时，有时候睡 6~7 个小时。如果再算上早饭后的半小时回笼觉，或者晚饭后看电视的时候打了个 15 分钟的盹儿，他们就睡得更多了。有时候，在连续 3 天没睡好后，他们可能会"撑不住了"，然后睡上 9 个小时。这并不意味着他们的睡眠质量很好，或者他们得到了休息，但是在一两周的时间段里，他们得到的总睡眠时长可能就是足够的，他们并不缺觉。

◎ 你可能并不需要你以为的那么多睡眠。

上一章我们努力打破 8 小时健康睡眠的神话——实际上每个人的睡眠需求都不一样，而且会随着时间变化。你可能会担心，每天只睡 6.5 小时意味着你睡眠不足。对于某些时候的某些人来说，这可能是真的，但是对现在的你来说，不一定。

◎ 你得到的睡眠可能比你大脑能感知到的要多。

失眠之谜其中有一项，就是它能够改变我们感知睡眠的方式，甚至可能改变我们感知时间的方式。如果某个人感觉自己花了好几个小时入睡，但是通过测量脑电波发现，他只花了 20 分钟，以前我们会叫这种情况为"矛盾性失眠"。现在我们知道，几乎所有慢性失眠的人至少在某种程度上都会体验到这种情况。

我并不是在说你夸大了你的症状或者这些都是你想象出来的，

失眠跟任何其他医学问题一样真实，我百分之百相信你的体验。我还知道，有时候大脑会跟我们的感觉开玩笑，就比如一个人在猛踢一下自己的破车之后，脚指头疼得要命，但是足球运动员在世界杯比赛上射门的时候却感觉不到一丝疼痛。

对失眠的人来说，浅一些的睡眠（比如阶段 1 和阶段 2 睡眠）可能会感觉像没睡着一样，虽然睡眠仪器检测到的脑电波，与健康睡眠者在同样睡眠阶段的脑电波完全一致。还记得阶段 2 睡眠会占据大约一半的夜间睡眠时间吗？这确实很容易让你觉得自己没睡着，但实际上你的大脑已经睡着了。还有，我们在睡眠中感知不到时间流逝，因为我们是无意识的状态。有可能，我们看到时钟显示凌晨一点，感觉很挫败，试着努力去睡觉，感觉过了很久很久，再睁眼的时候似乎永远看不到时钟显示凌晨两点。虽然我们可能在一点和两点之间睡着了一小会儿，感觉也像整整醒了一小时，尤其是当我们在无聊和烦躁的时候，会感觉时间过得更慢。

我们对快速眼动睡眠的感知也会受影响。通常，人们会在快速眼动睡眠阶段感到睡得最沉，在非快速眼动睡眠中睡得更轻。[①] 但是对那些在失眠中失去正常睡眠感知的人们来说，快速眼动睡眠并没有那种睡得很沉、很舒服的感觉，这样就会感觉晚上的很大一部分时间（约 25%）都睡得不好。

其他因素也会影响我们对睡眠时间的评估。在一项对 6 000 多人进行的研究中，研究者发现，让人们估计自己睡了多久的时候，不同的问法会显著影响他们的答案。具体来说，如果你问一个人："你平均会睡几个小时？"他们估计的夜间睡眠时长，会比让他们记录

---

① 这是自相矛盾的假性感受，因为实际上正好相反——快速眼动睡眠其实是最浅的睡眠，而前半夜的非快速眼动睡眠其实是最沉的睡眠。这也再次表明，就算对健康睡眠者来说，感觉和事实之间的关系可能也很复杂。

7 天睡眠日记得出来的数值要少大概 20 分钟。如果这个人有抑郁症状，这样的数值差异会增加到 29 分钟；如果有焦虑症状，那就是 35 分钟；如果有高血压，那就是 37 分钟。有其他健康困扰或者正处于失业中等类似这样的事情也会放大这种效应。不幸的是，失眠的人们也更容易患上抑郁、焦虑，以及其他健康问题，所以他们尤其容易觉得自己比实际睡得少。

但是，你并不是命中注定要永远承受这个诡异的睡眠感知问题。根据对上千个失眠患者治疗前后睡眠情况的大数据分析，我和同事发现，认知行为疗法能让其恢复睡眠感知，变得准确得多。

◎ 让你感觉很差劲的，有可能不是"没睡够"，而是别的东西。

你可能会抗议说："如果你是对的，我并没有真的缺觉，那我为什么会有那些缺觉的反应，比如疲惫、难以集中注意力、记不住事儿、脾气暴躁，以及感觉不在最佳状态呢？"

睡眠剥夺当然会造成这些问题。但是压力、疲劳、情绪低下、焦虑、抑郁、无聊、担忧……这些也会。听起来熟悉吗？这些都是失眠这锅汤里的材料。

还记得我们聊过，失眠是一个 24 小时的问题吗？我们的战斗-逃跑系统白天黑夜都被激活，这会让我们的身体非常劳累。如果你为睡眠如此不受控而感到挫败，担心它会影响到你的健康，甚至有时对获得好睡眠已经感到绝望……这些都让人精疲力尽，还很容易让你分心、易怒。怪不得你会难以集中注意力，感觉状态不好呢！克服失眠的好处之一，就是让那些焦虑、沮丧、绝望的感受减轻，你会更容易重新感到积极、敏锐和乐观。

拓展阅读：睡眠卫生习惯不是失眠的解药

要了解关于失眠的误解，我们也需要了解关于睡眠卫生习惯的误解。

在新药研发的临床试验中，研究者会给一部分被试服用真药，另一部分被试服用像真药的糖丸，这样他们就可以知道，真药的效果是不是比安慰剂要好。在失眠的临床试验中，我们会给一部分被试提供真正的治疗方法，而给另一部分被试提供一些睡眠卫生指导，这样我们就可以看看，真正的治疗方法是不是比安慰剂效果好。没错，睡眠卫生习惯在很多失眠临床试验中都是被用作安慰剂的，因为我们知道它对失眠不管用。

你可能已经对一般能见到的睡眠卫生准则很熟悉了，我敢打赌那些医疗保健博客已经填鸭式地把这些内容反复灌输给你了。

◎ 让你的卧室保持黑暗、安静、凉爽。

◎ 不要在下午和晚上摄入咖啡因。

◎ 不要在睡前几小时运动。

◎ 不要在临睡前使用电子产品或屏幕。

◎ 让你的床只用于睡觉和性行为。

◎ 每天在同一时间睡觉和起床。

◎ 养成睡前放松的习惯。

如果你在晚饭后会喝一两杯星巴克超大杯咖啡，或者在卧室里一直开着电视，声音很大……这些习惯当然要改（请看第 11 章）。如果你改了，然后睡眠问题没有了，你就知道你并没有真正的失眠问题，你只是受到了外界的化学干扰或者环境干扰。如果你的睡眠卫生习惯一直挺好，但你还是入睡困难或者难以维持睡眠，那说明你的确患有失眠，相关睡眠卫生准则可没办法解决。

为什么睡眠卫生准则不能治好失眠呢？这就跟口腔卫生（如刷牙、用牙线清洁牙齿）不能治好龋齿一样，其作用太小，也太迟了。这并不是说睡眠卫生准则是错误的，只不过大部分睡眠卫生准则并没有触及失眠问题的根源。例如，保持卧室黑暗、安静、凉爽通常都能让睡眠变好，但是它对你的失眠没有多大的帮助，因为失眠不太可能是由于卧室太亮、太吵或者太热导致的。一些睡眠卫生建议中确实提到了失眠机制，但是用这种清单的形式呈现出来，没有背景信息和原理解释，我们就没办法正确执行。举个例子，"让你的床只用于睡觉或性生活"是失眠治疗中最重要的行为调整方法之一，但是，那些声称他们早就这么做的失眠患者，没有一个人做对了，他们依然会在床上进行最糟糕的既不是睡觉，也不是性生活的活动——他们在非常努力地试图睡觉。在本书第5章和第9章，我们会深入讲讲这是为什么，以及导致失眠的其他常见行为。

事实上，如果错误地执行睡眠卫生准则，它可能不仅仅是没有用，有一些部分甚至会起反作用，让失眠情况恶化。每当有患者来到诊所说："我的睡眠卫生习惯很完美"我就知道他的失眠有一大部分原因是努力睡眠——太努力想要追寻睡眠，反而把睡眠吓跑了（见第9章）。以上这些原因，使得睡眠卫生准则在失眠临床试验中是作为安慰剂对照组存在的。这也是为什么，在"再见失眠计划"的设计中，将完全拆解睡眠卫生准则，告诉你哪些能帮到你，哪些没用，哪些需要理解它的背景信息，否则可能会破坏那些你好不容易获得的成绩。

我是怎么发展出慢性失眠的？

如果每个人都会在某个晚上体验到失眠，为什么只有一些人发展出了长期慢性失眠呢？如果睡眠卫生准则不是罪魁祸首，也不是解药，那它是什么呢？这里的失眠行为模式（易感因素、诱发因素和维持因素）能帮助你理解这些问题。

易感因素

一些人生来就比其他人更容易失眠，或者他们曾经历的一些事情导致他们更容易在很年轻的时候就失眠。也可能他们睡眠很轻，对噪音很敏感，或者他们很容易担心，他们的战斗-逃跑系统更容易被激发起来。还有可能他们曾经历了创伤，或者从儿童时期就没有机会建立起健康的睡眠模式。我们可以把这些特质都想象为一根根柴火越堆越高——它会让你获得点火的材料，但不足以真正点起火来。

诱发因素

这些才是最一开始能点着失眠之火的东西。它可能是一份充满压力的工作、一次跨国旅行、一个新生儿、赢得一项大奖、计划一场婚礼、离婚、照顾老人……能诱发失眠的事情数不胜数，你可能都不知道你的诱发因素是什么。但是，导火索是什么并不重要。大部分时候，或许是压力消失了，或许你已经适应它了，然后睡眠就会重新回来。

维持因素

当失眠持续或恶化的情况下，一开始的诱发事件过去了之后，但失眠仍在生根发芽，这种情况下维持因素其实是罪魁祸首。这些因素包括我们不合理的行为和不合理的睡眠认知，它们是我们持续往火里添的柴，导致失眠持续下去。

你可能觉得，你的睡眠卫生习惯很好，所以你没有那些维持因素。我向你保证，睡眠卫生习惯不是主要问题。相反，维持因素通常是那些我们为了解决睡眠问题而做的，非常合乎情理的事情。

◎ 在几天都睡得很差之后，提早上床。
◎ 把睡眠变成生活的中心，围绕着能睡个好觉来安排活动和计划事情。

◎ 试图使用冥想来重新睡着。

◎ 避开那些会带来刺激的事情，比如运动，或者在傍晚使用平板
电脑。

◎ 使用睡眠监测工具来评估睡眠。

◎ 试图找到那个理想的房间温度、睡前仪式、枕头等。

这些当中有没有听上去很熟悉的？是不是跟睡眠卫生准则很像？你
之后就会学到，这些看上去有利于睡眠的行为，实际上经常会给慢性失
眠提供燃料，让它持续下去。

幸运的是，维持因素是可以调整的。我们没办法调整易感因素和诱
发因素——改变这些至少得需要一个时光机。但是，维持因素只是我们
的所做所想，正好在我们可改变的范围内。我们只需要理解它们的作用
原理，然后就可以把这些柴火从火里拿走，让失眠再没有燃料可继续。

要做到这一步，你可能需要在生活中做一些调整，而且一开始会很
难。不过这些调整（或者至少它们带来的不适感）都是暂时的。而且它
们非常容易执行！它不像减肥或者维持体重那样，需要一些警惕和努力。
一旦你和你的睡眠重新成为朋友，你围绕睡眠的新思维和行为方式就会
很轻松，也不需要你投入太多注意力。

在下一章，我们会把准备工作都做好，之后进入第二部分——睡眠
重启，那时候就需要下些真功夫了。为了提高成功率，你需要先做一个
快速的自我评估，看看你是否准备好开始"再见失眠计划"了。在开始
前，我还会给你推荐一个睡眠管理药物，以及助眠工具的计划，另外我
还会把工具箱里最重要的工具——睡眠日记提供给你。

本章小结

◎ 慢性失眠是一个 24 小时的问题。在白天，失眠的人是疲惫、焦

虑、紧张，以及情绪化的。在晚上，他们有入睡或维持睡眠的困难。

◎ 失眠不是：

- 睡得比某个特定的时长少。

- 化学物质失衡或者大脑某个区域的功能失调。

- 长期的睡眠剥夺。

◎ 就算失眠会导致缺觉是显而易见的事实，但其实大部分失眠的人并不缺觉，因为：

- 他们可能并不需要自己以为的睡眠时长。

- 他们已经得到的睡眠，可能比他们的大脑在失眠压力下能感知到的睡眠要多。

- 他们倾向于记住那个睡得最糟糕的夜晚，而不是很多个夜晚的平均状态。所以整体来说，他们得到的睡眠可能比他们印象中的多。

- 让他们感觉难受的，可能不是"睡眠不足"，而是其他。

◎ 睡眠卫生准则不是失眠的解药——它其实是我们在失眠临床试验中使用的安慰剂。它并不触及失眠的根源，而且还可能起到反作用。

◎ 慢性失眠随着时间发展，由以下 3 种因素形成。

- 易感因素 —— 那些让你容易失眠的事情，比如睡眠很轻。

- 诱发因素 —— 那些引发失眠短期发作的事情，就像离婚或者失业。

- 维持因素 —— 那些让失眠长期持续下去的事情，它们是我们试图改善睡眠时，所做的那些通常看起来合乎情理的事。

◎ 我们控制不了前两个因素，但是我们可以通过行动来消除那些维持因素。本书的第二部分就会开始拆解你的失眠维持因素，而下一章会帮你为之做好准备。

第 3 章　为"再见失眠计划"之旅做准备

现在，你已经对睡眠和失眠有了大致的了解，是时候开始改变你的睡眠了。

你不需要准备得完美妥当才能开始睡眠治疗，你不需要等待有一个月完全没有压力的时间，也不需要推迟旅行计划，或者取消重要的事项安排。事实上，我们希望达成的一个很重要的态度就是，不需要对失眠如履薄冰，小心翼翼。我们要做的第一步，就是让失眠仿佛在生活中不存在一样行动。想想看那该有多自由！

当然了，说起来容易做起来难。失眠很有可能已经通过多种方式嵌入了你的决策过程和日常生活里。我们需要在你开始"再见失眠计划"之前，对其中几项做一些说明。

◎ 你是如何服用（或者不服用）睡眠药物的。

◎ 你如何使用与睡眠相关的小工具。

关于安眠药，我应该做些什么？

你不需要为了参加再见失眠计划停止服用任何药物。实际上，你最好稳定地继续按医嘱服用安眠药。①我知道对很多人来说，参加失眠治疗的一个主要目的就是停掉安眠药，而且我也想告诉你，这是可以做到的。我已经帮助很多人从每晚服用多种强效安眠药到逐渐停药了。

本书第 10 章将教你如何停药（在给你开药的医生的允许和支持下），如何尽量减少停药产生的戒断反应，以及使长期的成功率最大化。一般情况下，请你不要在没有咨询医生的情况下对你的药物服用方案做任何修改。我的经验是，医生听到你想要停止服用安眠药，都会非常兴奋，但是你一定还是要在实际开始前确认他们认同你的停药计划，因为有些药物如果减药太快是很危险的，或者你的医生让你继续服用某种药物有其他考虑。

同时，继续按处方服药，但不要把安眠药当作急救包，或者随意更改服用的剂量和频率。我指的就是每晚（或者每隔几晚，或者每周）你的大脑中都会出现的天人交战："要不要吃药？可是我昨天晚上已经吃了。要不我吃半片？也许可以再等等，到实在不行的时候再吃？唉，算了，已经凌晨 3 点了，我放弃了。"我知道你在尽量减少安眠药用量，但是你对安眠药这种爱恨交织的紧张关系实际上会增加你对它的心理依赖，而且会让它在你的生活中存在更长的时间。

如果你想要永远不需要再服用安眠药，你必须得停下这场拔河游戏。这意味着，你需要有一个稳定的服药规则，不管是在每晚 9 点按整剂量服用，还是只在工作日晚 10 点服用一半的剂量，或者是其他容易执行的

---

① 有一个例外条件是，由于你每晚服用安眠药，你感觉已经很完美了，如果不停药就没有提升空间了。如果是这种情况，你可以先用第 10 章里的方法逐渐减药，不过一定要在你的医生认可和指导下做这件事。

流程。对你自己诚实一些,宽容一些,设定一个你知道你能坚持下来的计划,而不是总让自己陷入半夜 3 点"紧急"加半片药的诱惑之中。在你计划的时间服用计划的剂量,就算你觉得今晚应该不需要它也一样,不要去增加计划外的任何药,就算你觉得今晚非常需要也不要这么做。没有如果,没有但是。

不管你感觉睡眠变坏了还是变好了,你都要在"再见失眠计划"的时间范围内,坚持自己的服药方案。进行到第 10 章的时候,你就可以开始减药了。这个方案会减少那些不确定感、愧疚感、过度警觉,以及那种爱恨交织的焦躁感,最终会让克服失眠的过程变得更容易。

我应该如何使用那些睡眠小工具?

作为一个科学研究者,我看到如乐活、佳明、苹果手表等针对消费者的睡眠监测仪是很兴奋的。这些设备为流行病学家和睡眠研究者提供海量的真实生活数据,让我们能在前所未有的规模上了解睡眠。但是,作为一个睡眠治疗师,特别是主要跟失眠患者打交道的睡眠治疗师,我对它们抱有复杂的感情。以下这个描述也许你会感到很熟悉。

凯特,就是那个被失眠吸走了能量,感觉自己像个僵尸的数据工程师。她很擅长与数字打交道。都不用猜,她也使用了一个睡眠监测工具。她想要学习这些数据,从中找到失眠之谜的答案。每个清晨,她做的第一件事就是研究自己的睡眠报告,把它与伴侣的报告相对比。有的时候她感觉看到了希望的曙光,因为她的睡眠监测工具告诉她,她比平时睡得更久。大部分时候,她会感觉很受挫,很绝望,因为报告上写着她只获得了 9% 的深睡眠。

关于失眠者使用消费型睡眠监测工具，我主要有 3 点顾虑。

（1）这些监测评估也许不准确，并且很容易让你与睡眠的关系变得
更差。这些工具用于评估睡眠和睡眠阶段的算法绝大部分是根
据健康睡眠者的数据。直到 2020 年，仍没有研究表明这些工具
在失眠人群中的准确性。结果显示，平均来说，乐活牌的睡眠
监测工具会低估失眠人群的深睡眠时间（只有约半数的时间监
测到了），而高估了浅睡眠时间。

（2）睡眠监测仪通常不会提供科学合理的数据解读，也没有根据数
据给出可执行的改善建议。有些工具会给你一个整体的"睡眠
得分"，但是这并不符合任何医学标准，也没有任何可执行的参
考意义。有些工具会估算你每个睡眠阶段的时长，以及告诉你
醒了多少次，但是它们不会告诉你，每种参数在什么范围内是
健康的，或者为什么是健康的，所以这并没有给你提供任何实
质性的建议。在看到一个好像很低的深睡眠比例，以及 12 次夜
醒之后，你可能会非常难过，但你不知道，这些数字展示出的，
有可能是非常正常的睡眠。

（3）使用睡眠监测工具这个行为本身，就可能会让你与睡眠的关系更
差。你是否曾经拿自己的睡眠得分与伴侣的进行比较，然后感觉
很差劲？或者去谷歌搜索如果你没有得到足够的深睡眠会怎么
样，然后开始担心？每天拿到睡眠报告真的有帮助你睡得更好
吗？还是这件事让你更坚定地认为自己是个睡眠很差的人？如果
是这样，你可能是"完美睡眠症"的受害者，也就是，监测睡眠
的行为引发或者放大了失眠。这种行为是失眠的一个维持因素，
其中一个就是它让你相信有人（或者有些东西）比你自己更了解
你的睡眠——这正是与睡眠建立良好关系的巨大阻碍。

这并不代表你永远不能使用睡眠监测工具玩一玩。当你不再有慢性失眠，以及你与睡眠的关系非常稳固的时候，你也许能让自己带着娱乐的心态去看待这些数字。[1] 但是现在，我强烈建议你把睡眠监测功能关掉，或者干脆暂停使用这些工具。

哪些情况下，实施"再见失眠计划"可能会有风险？

我强烈建议你，如果有以下情况，去找一位行为睡眠医学专家来帮你调整睡眠治疗方案。

◎ 双相情感障碍，或者是双相情感障碍高风险人群。
◎ 精神疾病谱系障碍（如精神分裂症）。
◎ 癫痫障碍。
◎ 容易让你摔倒的情况（如行动困难、帕金森病）。

我们对这些疾病有一些顾虑，因为睡眠模式的突然变化，对患有这些疾病的人来说是有风险的。例如，显著减少的睡眠机会，对双相情感障碍高风险人群来说，有可能会诱使狂躁发作。如果行动受限，在夜里从床上起来也会增加摔倒的风险。由于我们即将在第二部分（睡眠重启）开始学习如何改变我们的睡眠时间和睡眠行为，如果你询问过医生是否同意你做一些睡眠改动，我会更安心一些，如果你可以跟一位睡眠专家一对一咨询就更好了。你在第三部分（深入探索与睡眠的关系）要学到的东西应该对所有人都很安全。

---

[1] 因为针对消费者的睡眠监测设备并没有被美国食品药品监督管理局批准用于诊断或治疗，根据生产商的解释，它们本来就是为"娱乐"而生的。

我是否有其他睡眠障碍需要提前处理呢？

到了这里，你应该已经很明确自己是否有失眠障碍了。但是，睡眠障碍有很多其他种类，其中一些能让失眠情况变得更差，一些会让人误以为是失眠，还有一些是更危急的问题，需要你今天就放下这本书，给医生打电话。看看以下这些情况有没有符合你的。

(1) 我白天经常很困。这种困意强烈到会让我在不合适或者危险的情况下睡着，让我无法全身心地投入学习或工作，或者参加社交活动。

(2) 这些症状中我至少符合 3 或 4 项：打呼噜声音很响或很频繁，在睡眠中停止呼吸或用力喘气，超重，大于 50 岁，男性，高血压，颈围很大。另外还需要引起注意的有睡觉磨牙，醒来时经常头痛，以及醒来口干。

(3) 我在睡眠中有奇怪的经历，比如梦游，夜惊，睡眠瘫痪，产生幻觉，或者在睡眠中有暴力行为。我曾经在这样的经历中不自觉地伤到自己或其他人，或者这种情况发生过于频繁，让我很担心。

(4) 我在夜间有强烈的想活动腿的冲动。不是因为我心情不好或者肌肉痉挛。我就是感觉不舒服，或者腿部有"奇怪的感觉"，只有动一动才能缓解。

(5) 我频繁地做噩梦。噩梦严重到我都害怕上床，或者我醒来之后还有挥之不去的负面感受。

(6) 我天生就是个夜猫子。如果第二天早上没有必须做的事情，我睡得和起得都会比现在晚得多。如果能让我晚睡晚起，我的失题就解决了。

(7) 我的工作需要上夜班或者倒班。我经常长途旅行，所以总是在倒时差。

如果你符合第 1 项或第 2 项，你可能有

阻塞性睡眠呼吸暂停综合征，过度睡眠，或者其他睡眠障碍，

在你开始失眠自助行动之前需要先就医。

大部分失眠人群在白天并没有那么困。白天高强度的困意代表着一些失眠以外的情况，如睡眠呼吸暂停、过度睡眠，或者其他医学问题。这些问题应该是你的首要任务。如果要参加"再见失眠计划"（第二部分和第三部分）的话，一定要先排除这些情况，或者等这些情况稳定后再开始。请尽快咨询你的医生。

如果你符合第 3 项，你可能有异态睡眠。

你需要在阅读本书的同时，

咨询睡眠专科医生，保持谨慎。

如果你在失眠的同时还有异态睡眠障碍，这本书中的内容对你应该还是有帮助的，但是如果你发现，在第二部分（睡眠重启）的练习中，让你睡眠中的奇怪症状变严重，就停止限制你的卧床时间，直接跳到第三部分。同时，你还需要就异态睡眠的症状咨询医生。

如果你符合第 4~7 项，你可能在失眠之外，

还有一些其他与睡眠相关，或者昼夜节律的问题。

我建议你在参与"再见失眠计划"的同时，

再咨询睡眠专科医生。

这些条目指向的是不安腿综合征、梦魇障碍，以及昼夜节律睡眠-觉醒障碍（详见第 16 章）。你需要知道的是，如果你有这些障碍，且症状比较严重，那么靠你自己彻底治愈失眠是很难的。但是，你应该能从"再见失眠计划"中获益，而且没有什么风险。（顺便说一下，这些睡眠障碍也是可以治愈的！）

准备好了吗？

接下来的章节将会带着你，开始这场与睡眠关系的转变之旅。第二部分（睡眠重启）的内容将是你减少失眠症状的最快捷径。第三部分（深入探索与睡眠的关系）将带你进入长期无失眠以及预防慢性失眠的生活。我即将交给你的知识概念和技巧，来自以下几种疗法。

失眠认知行为治疗

失眠认知行为治疗是目前研究最充分的失眠干预疗法。已经至少有 75 项高质量的随机对照临床试验来证明它的效果，因此美国睡眠医学会认证其为失眠的一线疗法。它之所以有效，是因为它直接针对慢性失眠的维持因素——那些让我们与睡眠陷入恶劣关系中的行为和思维方式。它不是关于"积极思考"或者"改善睡眠卫生习惯"。相反，它会修正你对睡眠的认识和感知，改变你的睡眠行为，让你重新启动睡眠生理机能和你的生物钟。

光照疗法、生物钟疗法，以及行为激活

这 3 样工具都是有丰富证据的治疗方法，可以调整生物钟，提高白天的功能表现，改善情绪。在治疗工作中，我总是会把这些方法整合进来，因为失眠不仅仅是针对夜间的睡眠问题。它是一个 24 小时的问题，也需要治疗白天的那部分。既然我们想要整体改善睡眠健康，这些工具

是修复我们与睡眠关系所必不可少的。

正念和接纳练习

这些技术不仅是使用冥想软件让自己平静下来，相反，它们是让我们与自己的身体、想法、环境和睡眠关联起来的方式方法，这样的方式方法能够从根本上改变你和你的大脑活动。我的很多病人都认为他们已经试过正念疗法，睡眠却没有改善，但是他们从"再见失眠计划"中意识到，之前他们错过了正念的一些核心元素。一旦受到启发，它们还会把这些技能应用到生活的其他领域，包括人际关系问题、压力、处理慢性健康问题，以及一般健康。

我自己从临床经验和创造性融合中总结出的工具箱

这里是一些精华和策略，单从学术研究中是无法收集到的。我和我的病人都很喜欢，希望你也能喜欢。

【知识拓展】

有一些愤怒的新病人会告诉我，他们已经试过 CBTI。白白努力了好几个月，也没什么效果。"几个月"本身就已经说明哪里有点儿问题。如果你跟一位经验丰富的行为睡眠医学专家一起努力，CBTI应该只需要 4~8 次治疗。CBTI 对这些病人没有产生效果，其中可能有一些复杂的因素，比如未经治疗的睡眠呼吸暂停或者创伤后应激障碍，这样单独使用 CBTI 就无法产生很好的效果（这些情况应该怎么办，请看第 15 章和第 16 章）。有很多心地善良的健康服务者真诚地相信他们在给病人提供 CBTI，但是他们不具备一些很重要的洞见。我遇到的所有这些对 CBTI 持怀疑态度的"毕业生"，最终都能从完整的 CBTI 和其他"再见失眠计划"的工具中获益。

为了让你参加"再见失眠计划"能获得更好的效果，我建议你：

◎ 拿出 6~10 周的时间，投入到"再见失眠计划"中。这个失眠自助旅程跟参加一个康复训练理疗差不多，它需要你循序渐进地做练习，每周的训练都建立在前一周的基础之上。如果快进，在 4 周以内就完成这个过程的话，可能你的改变还没来得及真正稳固下来。而如果花 12 周以上的时间，你可能就会失去动力，没办法从中充分收益。第二部分和第三部分的每一章内容，都需要 1~2 周的时间来完成。

◎ 给自己充足的时间，完成第二部分和第三部分每一章的练习。你完全可以出于好奇心来提前阅读或者跳过某些章节，但是对大部分人来说，稳定、按顺序地进行这些基础的练习章节，能获益最大。我建议你固定下来一周几个小时的时间来做练习——比如每周六早上 10 点到中午——作为"上课"时间，你可以回顾你的家庭作业，查看你的睡眠数据，调整你的卧床时间，也许能再读一章。你会积累起一份每周练习技能的小清单。

◎ 把第四部分作为补充材料。这些章节将深入研究睡眠情况随时间的变化，以及与睡眠产生交互影响的特殊医疗、精神状况和生活事件。这部分你什么时候、用什么顺序阅读都可以，如果觉得与你无关，也可以直接跳过，但是不要跳过第二部分和第三部分，那样就等于没挖地基直接建房子。

◎ 不要在一个章节卡住，停留好几周的时间。那个章节说不定对你就没那么重要，或者你还没有做好准备去实践它。你可以先往下看，继续学习下一个基础技能，先吸收下一章节的内容。等到准备好的时候你随时都可以回到上次卡住的那个章节。

不做这件事，就不要开始"再见失眠计划"

开始这个健康睡眠之旅，有一个关键步骤：开始养成每天记录睡眠日记的习惯。睡眠日记是一个每天早上填写的、关于昨晚睡眠的小问卷。它会问"你是几点上床的？""你花了多长时间睡着？"这样的问题。

我再怎么强调也不为过：不管是自己记录还是用其他方法，没有睡眠日记的数据，你就无法做睡眠干预治疗。我们要讲解的那些最基础的技能和概念，都是基于你的睡眠数据，因为这些技能如果不是为你量身定做的，就不会有效果。如果你没有睡眠日记就做睡眠干预，就好像不知道自己的鞋码就在网上买鞋一样。所以，从今天开始，你要做的最重要的事，就是每天完成睡眠日记。

填写睡眠日记有两种方式可以选择。

◎ 传统的纸笔方式（附录中给你提供了一个纸笔版本，你可以影印下来使用）。

◎ 免费的"共识睡眠日记"软件（www.consensussleepdiary.com）。这个选项更好。它用起来很方便，节省时间和精力，也不会出现计算错误，并且会将重要的数据自动生成图表，来显示你随时间发生的进步。你甚至不需要下载任何东西，在电脑、平板、手机上都可以使用。

【共识睡眠日记，有史以来最棒的工具】

这是我唯一会推荐的睡眠日记软件，由科琳·卡尼博士设计。她是一位才华横溢的睡眠学者，她（和她的同事一起）将所有行为睡眠医学专家都联合起来，在 2012 年发表了共识睡眠日记。自此之后，我们终于有了一个标准的睡眠日记模版，它也成为失眠治疗中最重要的工具。

现在它有一个软件可以使用了！这个软件是免费的，简单易用，设计精美，也没有令人分心的装饰。它不会给你提供差劲的建议（你都不知道有多少睡眠软件会这样做），它会帮你把重要的睡眠指标都算好，做好图，清清楚楚地呈现给你。另一个很棒的选择是一款手机应用程序，叫 CBTI 教练，它在"我的睡眠"标签下也有一个很好用的睡眠日记功能。这两种数字化的睡眠日记都可以使用，能帮你省下很多时间和麻烦。

理想情况下，你应该每天早上醒来不久就填写睡眠日记，这样你的记忆会比较清晰。你需要至少记录一个星期的睡眠日记数据，才能开始计算你的卧床时间（在第 4 章会告诉你这是什么意思，以及为什么它很重要）。同样重要的是，你需要根据自己对醒来时间和频次的估计来填写。不要看表，或者使用手机来记录精确的时间，因为这样做一定会让你睡不好。事实上，建议你把手机放在够不着的地方，扔件 T 恤把钟表挡住。夜间醒来时，最好没有任何方式能让你知道是几点……你也不需要知道，只要把早上的闹钟设定好，你完全不需要看时间。这是多么自由啊！在睡眠日记中，我们并不想要精确的或者绝对的真相，而是你自己对睡眠的感知。这样的感知才会引导你进行接下来的行动。

准备好了吗？兴奋起来，让我们接下来进入睡眠重启吧。

本章小结

◎ 要从失眠治疗中充分获益，你需要咨询一位睡眠医生来排除可能影响治疗的其他潜在的睡眠障碍。尤其需要警惕日常过度嗜睡，你需要尽快评估它。

◎ 如果你现在在服用助眠药物，我强烈建议你提前规划好，建立一个稳定的服药规则（也就是，不要临时决定要不要服药、什么时候服药，以及服多少药）。如果想要改变服药的剂量，一定要先咨询给你开药的医生。

◎ 如果你现在在使用睡眠监测设备，我强烈建议你暂停使用，直到你不再有慢性失眠。仅仅是使用睡眠监测设备这一行动就会让失眠情况更糟。

◎ 你不需要万事俱备才能开始"再见失眠计划"。我强烈建议你大概用 8 周的时间，坚持规律地学习第二部分和第三部分，每周留出几个小时的"课程时间"，每天至少用几分钟的时间来完成作业。通常，按顺序进行"再见失眠计划"会达到更好的效果。

◎ 你现在需要开始做一件非常重要的事情，就是完成睡眠日记，至少在"再见失眠计划"的前 4 周都需要每天填写。从睡眠日记中积累的数据，会为失眠治疗起效的关键部分打下基石。

◎ 在夜里把你的手机放到够不着的地方，把你的闹钟盖起来。停止看时间，就用你大概的估计来完成睡眠日记。

第二部分

睡眠重启

第 4 章　空空的存钱罐：

你为什么无法入睡（或者持续睡眠）

在任何时候，你能否睡得着都是由这两种力量之间的平衡所决定的：睡眠驱动力与觉醒。如果现在你的睡眠驱动力比觉醒的力量大，你就会很快睡着。如果你觉醒的力量比睡眠驱动力大，那你就不会很快睡着。

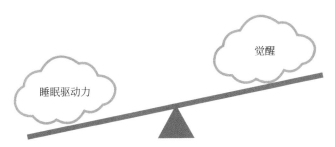

什么是睡眠驱动力？

稳态平衡的睡眠驱动力是你对睡眠的"饥饿感"，就像是你越久没吃饭，饥饿感就会越强。你越久没睡觉，恒定睡眠驱动力就会积累得越多。如果你刚吃完一顿感恩节大餐，你的饥饿感为 0。如果你刚从一整晚高质量的睡眠中醒过来，你的睡眠驱动力就是 0。这时候，你的睡眠驱动力存钱罐是空的。

在白天，你只要醒着，就会存下越来越多的睡眠驱动力。[1] 你醒着做事的每一分钟，都相当于往睡眠驱动力存钱罐里存了一枚硬币。如果你活动起来，你就多存了一些硬币。到了睡觉时间，希望你已经在存钱罐里攒够了钱，来购买一晚的好睡眠。

如果你的睡眠驱动力没有攒够会发生什么呢？大部分成年人需要累积 16~18 个小时醒着的时间，才能攒够换取一夜好睡眠的睡眠驱动力。[2] 你肯定花了些时间想知道自己需要几小时的睡眠才能让白天正常运转。但是你可能从来没有想过，白天需要多少个小时的活动才能获得良好的睡眠。当然，这会随着时间、你的发展阶段和当前的生活方式发生变化。如果你是一个十几岁的游泳运动员，你填满存钱罐需要的时间会少一些。如果你已经退休，每天喜欢在阴暗的图书馆里读历史书，你填满存钱罐需要的时间就会多一些。

现在我们来看看，哪些做法会阻碍你存钱呢？

阻碍 1：过早上床

我的失眠患者最常做的一件事，就是过早上床。当然，这很容易理解，因为昨晚睡得差，他们想要弥补；或者因为"晚上 10:30 是一个很好的上床睡觉时间"；或者"我总是这个时候去睡觉"。如果你的上床时间是根据很主观的判断产生的，比如你伴侣的上床时间，或者没有更好

---

[1] 如果从一个过于简化的生物学视角来看，恒定睡眠驱动力反映了大脑中腺苷的累积。腺苷是一种神经化学物质，它本质上是大脑能耗的副产物。有时候患者会问能不能服用腺苷药片来获得更多的睡眠驱动力。很遗憾，这是不可能的。睡眠驱动力不是买来的，而是挣来的。

[2] 如果你是勒布朗·詹姆斯的话，需要的时间还要更少，因为他的训练强度极高，这可能意味着他大概只需要 12 个小时就能把睡眠驱动力存钱罐填满。

的选择，或者是个人长期先例，你可能并没有攒够睡眠驱动力。

通常，我的患者很认真地觉得他们肯定攒够了睡眠驱动力，因为他们感到如此的累，他们觉得除了上床别无选择。但累和困有本质上的不同。

感觉到累，意味着疲惫、耗竭、精疲力尽、无聊、低能量、无法做事……这是你的身体和大脑想要休息、恢复活力，或者你只是想换个环境。此时，缓解的方法可以是拉伸一下、泡杯茶，或者去公园里走走。

感觉到困，则意味着你快要睡着了，就这么简单。如果你开始眼皮打架，不自觉地点头，或者看电影的时候错过了故事情节——这说明你困了。此时的缓解方法，就是睡觉。

你非常有可能是累而不是困了，这时候你如果上床去睡觉，你存钱罐里的睡眠驱动力可能还不足以购买一晚上的好睡眠。相反，你会翻来覆去睡不着，很容易醒，感到崩溃。当然，这并不是说我们应该忽略疲劳——倾听你的身体，回应它的需要，这永远是重要的。只不过，努力睡觉并不是缓解疲劳的良药，它可能反而会阻碍你往存钱罐里存更多的睡眠驱动力，让你更容易产生入睡困难或者睡眠维持困难。

阻碍 2：早上拖延起床

我的一些患者很喜欢早上赖床，对此我也很能理解。在繁忙的一天开始之前，在床上多待一会儿，没什么比这更舒服的了。对一些人来说，这可能与赖床的奢侈享受没啥关系——他们的存钱罐可能早在闹钟响之前就空了，他们躺在床上只是希望能再捕捉到一点点睡眠。他们最终可能会搜刮到一点儿睡眠驱动力，来断断续续地打一个小时的盹儿，眯一会儿而已。但是，这是在从今天的存钱罐中借钱，而且今天的睡眠驱动力存储又开始得太迟。他们对睡眠质量还是会感到不满意，他们还会发现，自己进入了一个总也存不够睡眠驱动力的恶性循环里。

阻碍 3：在短睡眠和长睡眠之间来回切换

我看到的另一个模式，就是睡眠驱动力存款要么过多，要么过少，在两个极端之间来回切换。有的人会有两三个晚上辗转反侧，睡得很少，然后他们就会受不了，接下来的一两天会在床上躺 10 个小时来"弥补"，昏昏沉沉地睡上八九个小时。有时候这会让他们感觉很神奇，然后他们就会相信，这八九个小时就是他们每晚需要的睡眠时长。[①] 有时候他们醒来会感觉更糟糕。不管哪种情况，此时他们的睡眠驱动力存款已经耗尽，因为他们不仅超额使用了昨晚的存款，还少了很多时间来为今天晚上做储蓄，所以他们付出的代价就是又连着几晚睡不好，然后再猛睡……这个循环又开始了。

有时候我们查看患者一两周的睡眠日记记录时，我们发现平均来说，他们的睡眠时长是相当充足的——可能会比他们猜想的要多。但是他们会说："如果我可以每晚都好好地睡 6.5 个小时，而不是在 4.5 个小时和 8.5 个小时之间来回摇摆的话，那我就不失眠啦。"

他们说的很对！就算一周内平均的睡眠时长一样，拥有一个稳定的睡眠-觉醒模式，以及稳定的高质量睡眠，要比时多时少的睡眠健康得多。但如果你一直通过在床上待过长的时间来弥补那些失眠的夜晚，你就会在疯狂摇摆的秋千上下不来了。

阻碍 4：白天不活跃

听听看这是不是很熟悉：你从一个糟糕的夜晚醒来，感觉根本没得到休息；相反，你感觉比昨晚睡觉前更累、更疲倦了。你非常不舒服、

---

① 这就类似于，绝食一个星期后，吃了 3 块牛排，一大块面包，感觉很好，然后相信自己每顿都需要吃这么多。

无精打采，所以你决定今天啥也不干。要么是为了让自己恢复，你把计划都取消了，或只做那些你必须做的事情，其他时间都尽可能躺着"节省能量"。你无法振作精神去处理杂事或者跟朋友聚会。

当夜晚的睡觉时间临近，你告诉自己："昨晚睡得那么差，我已经够累了，我今晚一定会睡得很好。"结果却发现，当你把头放在枕头上，你的身体不知道怎么回事又恢复了元气。你翻来覆去，感觉非常累，却又那么精神。

所以，发生了什么呢？我们没有足够的信息来判断为什么第一个晚上会那么差劲，但是第二天，我们可以看到，躺在沙发上，主动放弃身体或社交活动，会阻碍当天的睡眠驱动力存储。这样的一天不仅体力消耗低，让你无法获得大量的睡眠驱动力，它还缺少精神上和社交上的刺激，助长无聊感，一种"没劲"的心境。讽刺的是，这还会增加疲劳感。最终我们会经受双重打击——既没有存够睡眠驱动力，又感到身心更加疲惫。这听起来像是能安心睡个好觉的状态吗？

现在，我们把这样的场景扩展到每天、每周、每年。你可能不会每天都待在沙发上不活动。但是，过去这一年里，你真正感到身体、精神、社交上都充实活着的日子有多少天呢？有多少天是躺在沙发上看着电视剧浪费掉的呢？不是说你得一直忙碌……接下来你会学到，白天休息是拥有健康睡眠的必要条件。但就算是高质量的休息，比如散散步或者培养一项业余爱好，也需要你全身心投入。

我想在这里告诉你一个反直觉的秘密：白天又累又难受，这不是"鸡"，在这里，它是"蛋"。它可能感觉上是失眠产生的结果，但实际上，它是产生失眠的原因。

不过别担心，你不需要参加铁人三项训练来获得睡眠驱动力。就算不是运动员，大部分人也能存够睡眠驱动力。但如果你通常都坐在沙发上不活动，你会惊讶地发现，每天在社区里散散步或者每周跟朋友聚个餐会有多么大的作用。而且，如果你发现自己在用失眠当借口去避免做某件事，这可能就是你特别应该去做那件事的信号。

【自查一下】

你白天有没有在存钱罐里存够睡眠驱动力呢？如果你不太确定，看看你到现在为止记录的睡眠日记，然后问自己以下这些问题。

◎ 我在上床睡觉的时候感觉到困吗（不仅仅是累，而是困）？

◎ 我是怎样决定什么时候上床睡觉的？是感觉困了，还是根据其他原因（比如习惯，或者我的伴侣这时候睡觉，或者我认为我应该这时候睡觉）？

◎ 我每晚在床上待多久？工作日和周末有很大不同吗？

◎ 我每天不在床上的时间有多久？我是怎么度过那些时间的？

花一点儿时间想一想这些问题。确保你查看了睡眠日记，如果你用的是手写版，用计算器算一下。因为，通常我们对什么时候上床睡觉，或者早上什么时候起床的印象并不全面。你会惊讶地发现，有多少人坚信他们"每天准时在早上 6∶57 醒来"，实际上他们仅仅是因为上礼拜连续 3 天都发生了这样的巧合就牢牢记住了……但是那一周剩下的 4 天，他们都是早上 7∶30 醒的，一直到 7∶45 才起床。对于上床时间也一样，我们只会记得住昨晚和睡得最差的那一晚。

这些对我的睡眠有什么意义？

我们已经对睡眠驱动力存钱罐，以及阻碍睡眠驱动力存储的事情有了了解，现在我们可以开始罗列出一个慢性失眠维持因素的清单了。

◎ 过早上床

◎ 在床上待太久

◎ 每隔几个晚上就"猛睡"，来弥补前面的失眠夜

◎ 白天太不活跃

如果你符合这里任意一项，那么你睡得不好就不奇怪了。没有足够的睡眠驱动力就指望自己睡得好，就好像油箱里只有半箱油却想要开满箱油那么远。虽然每个人根据自己的年龄、生活方式以及其他因素，都有不同的睡眠需求，但共同点是，我们每天的行为都会影响到我们存钱罐里睡眠驱动力的多少。不管你是 20 岁的大学运动员，还是 90 岁住在养老院里的老人——这些维持因素都会阻碍你的睡眠驱动力存储，让你更难建立起与睡眠的良好关系。

不要因为睡不好让你没做到想做的事而生气。毕竟，车没有油就跑不了，没有睡眠驱动力你就没办法睡觉。与其责备睡眠没有表现好，不如看看你可以做什么，你可以问问它："你好，睡眠，我的朋友，我要怎样才能提高睡眠驱动力呢？"

如何增加睡眠驱动力（睡眠巩固）

你可能已经猜到，增加睡眠驱动力最好的方法就是减少待在床上的时间，我们叫这个方法为睡眠巩固。它可以实现两件事。

◎ 你用更多的活动时间来积累睡眠驱动力。

◎ 你躺在床上透支睡眠驱动力的时间变少。

如果我们再加上，每晚待在床上的时长更加一致，时间更加稳定，

我们能达成更多。

◎ 你会建立起一个更好预测的昼夜节律，你的生物钟会很喜欢。越是让生物钟能容易分辨白天和晚上，生物钟就越能在睡觉和觉醒这件事上帮到你。

几十年来，我们都知道睡眠巩固对改善失眠效果是最可靠的。最近的研究证实，为期 4 周的睡眠巩固疗法恰好能达到我们期待的结果——提高睡眠驱动力，减少觉醒。这就是为什么"再见失眠计划"要从睡眠巩固开始——要让天平往睡眠那边偏，这是我们最有效的工具。

待在床上的正确时间是多久？

没有一个人人统一的"正确"卧床时间，因为我们每个人都有不同的睡眠需求。随着时间的推移，你将学会倾听自己的身体需求，然后通过直觉来了解自己的答案。但是现在，只有你的睡眠日记能给出一个明确的数字。到现在为止，理想情况下你已经记录了至少一整周（两周更好）的睡眠日记。这些睡眠日记应该已经记录了你每晚什么时候上床，花了多久入睡，醒了多少次等。利用这些数据，你可以计算出一些重要变量的数值，我们在之后的几周中，每周都要回顾一下这些结果。现在，我们有必要花点时间来理解这些数据。

步骤 1: 理解你的睡眠日记数据（案例见附录）

卧床时间

这是你昨晚待在床上的时间。更准确的说，它是从你躺到床上那一刻，到你第二天早上从床上起来，开始新一天的那一刻，之间的那段时间。假如你昨晚在 11:00 上床，立刻关灯准备睡觉，花了好一会儿才睡着，半夜起床上厕所，早上 5:30 被猫吵醒，快速喂它吃饭，又回到床上试图再睡一会儿（没成功），最终放弃然后在早上 7:00 起床去洗澡。你昨晚待在床上的总时间为 8 小时（从昨晚 11:00 到早 7:00）。不用去管起床喂猫的那 5 分钟——它依然在你试图睡觉的那段时间内，跟晚上去厕所那几分钟一样。

入睡时长

这指的是你开始准备要睡觉之后（坐在床上看电视或做其他事不算），花了多长时间睡着。如果你在晚上 11:00 上床，读 15 分钟书，然后在 11:15 关灯准备睡觉，然后大概在 11:45 睡着……你的入睡时长就是 30 分钟（从 11:15 到 11:45）。

夜间觉醒时长

这是你晚上睡着之后醒来的总时长。如果你在晚 11:15 关灯，用了 30 分钟入睡，最后在早上 7:00 被闹钟吵醒，你在晚 11:45 到早 7:00 之间醒来的全部时间都加起来算。也许半夜你起来上厕所花了 5 分钟，之后又醒来，有 90 分钟的时间难以入睡。把这些加起来（5 分钟 + 90 分钟 = 95 分钟），你就得到总的"夜间觉醒时长"为 95 分钟。

总睡眠时长

这是你实际上获得的睡眠时长。我们从你的总体睡眠时间开始（从关灯到最终醒来），减去你的入睡时长，然后再减去你的夜间觉醒时长，得到的就是你的总睡眠时长。如果你晚 11:15 关灯，早上闹钟叫醒时间是 7:00……那就是 7 小时 45 分钟的总体睡眠时间。从中减去 30 分钟的入睡时长，然后再减去 95 分钟的夜间觉醒时长，然后我们就得到 5 小时 40 分钟的总睡眠时长（7 小时 45 分钟 −30 分钟 −95 分钟 = 5 小时 40 分钟）。

睡眠效率

这个变量最有趣。睡眠效率是你睡着的时间占你躺在床上时间的百分比。换句话说，在整晚待在床上的时间里，有多大比例是你实际上真的睡着了？在我们刚才那个例子里，你在床上待了 8 小时（从晚 11:00 到早 7:00），但是只睡着了 5 小时 40 分钟。你的睡眠效率就是 71%（5 小时 40 分钟÷8 小时 ×100% = 71%）。

这一次，我要提供给你一个明确的数据（或区间）标准：比较健康的睡眠状态是，平均睡眠效率在 85%~95% 之间。这意味着，你待在床上的大部分时间，都是在睡觉，但它不应该是 100%，因为这就意味着你一躺下就昏过去，一直睡得像根木头，直到第二天早上有什么事情把你从床上拽起来。如果这种情况经常发生，那么你需要引起注意。它可能表示你没有得到足够的睡眠机会，或者你可能有其他类型的睡眠障碍（不是失眠）让你过度困倦。

如果一个人的睡眠效率稳定地维持在 85%~95% 之间，那他大概率没有失眠问题。如果经常低于 85%，或者在几周时间里平均值都低于 85%，那他几乎一定有失眠问题。在接下来的几章中，我们其中一个主要任务，就是注意你的每周平均睡眠效率——我们要在这个数据的指导下，开始量身定制你的睡眠重启。

【使用共识睡眠日记！】

如果你还在使用纸笔手动记录睡眠日记，或者其他睡眠日记软件的话，那么我强烈建立你换到免费的共识睡眠日记网站（www.consensussleepdiary.com）或者 CBTI 教练软件。其他软件很有可能会把你引入歧途，很多软件里的问题措辞不当，各种错误的变量的算法、完全错误的建议、糟糕的设计，徒增你对睡眠的焦虑。不要认为这些细节微不足道。

如果你依赖一个可穿戴睡眠监测仪器（例如乐活牌手环①）来记录你的睡眠数据，我会很伤心的，因为这样你没法从本书中得到你应该得到的改善。这里的一切都是根据你自己对睡眠的体验来设计的，而不是移动监测仪给你的结果。从今天开始就停止使用它吧，直到你没有慢性失眠为止。

步骤 2：计算你新的卧床时间

如果你正在使用共识睡眠日记软件，那你就已经对那些重要的睡眠变量有所了解了（请看"睡眠数据"标签）。如果你一定要用纸笔记录睡眠日记，请去本书的附录中查看如何计算卧床时间、总睡眠时长，以及睡眠效率——这些就是你需要参考的睡眠变量。

下面来到有意思的地方：我们要做一些芝加哥风格的厚比萨饼（也就是，我们要来巩固你的睡眠了）。我的意思是，如果你要从头开始做比萨，你就需要先把面团变成饼坯子。要是你想做的比萨太大，那面团就不够用了，结果你就会得到一张很薄的饼，上面都是破洞。这不是一张好饼，也不是我们想要的睡眠的样子。反过来，我们做一张小一点儿的比萨饼（也就是，卧床时间短一点儿），这样我们就会有足够的面团来做一张厚厚的，甚至有硬皮的饼（也就是，有足够的睡眠驱动力来达成一晚高质量的睡眠）。

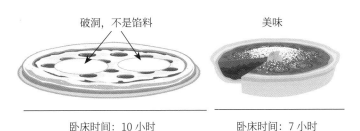

破洞，不是馅料　　　　　　　　　美味

卧床时间：10 小时　　　　　卧床时间：7 小时

---

① 即便某个可穿戴睡眠监测工具得出的数据是准确的（通常都是不准确的，尤其对失眠人群来说），它们也没办法反映你自己对睡眠时长或质量的感知，而你的感知才是我们需要的数据。顺便提一下，我与乐活或者任何睡眠监测工具制造公司都没有关系。

以下是我们要做的。

◎ 记下你上周的平均总睡眠时长。我们拿 6 小时 15 分钟来举例子。

◎ 在平均总睡眠时长上加 30 分钟。在这个例子里，6 小时 15 分钟 +30 分钟 =6 小时 45 分钟。

◎ 这就是你新的卧床时间，也就是，你每晚可以允许自己待在床上的时长。在这个例子里，你可以在床上待 6 小时 45 分钟。

◎ 注意：不要把卧床时间设置小于 5 小时。例如，如果你的平均总睡眠时长是 4 小时，那么就直接将你的卧床时间定为 5 小时。

【重要提醒】

如果你的睡眠日记还没有记满一周，那么不要自己猜测一个平均卧床时间或者总睡眠时长。失眠的人，包括非常聪明、理智、记忆力极好的人在内，都会倾向于把最差劲的那几晚和最近几晚记得很清楚，这会让平均值有偏差。我们不能让这样的错误再继续发生，因为它直接决定了你接下来至少一两周的睡眠安排。剧透一下：如果你过分低估了你的平均总睡眠时长，下周你会很难熬的。

步骤 3：决定卧床时间

开始的重要一步，是先决定你每天的起床时间，然后才是往回推算你的上床时间。这是因为，相比于什么时候入睡，你对什么时候起床更有掌控力。另外，大部分人在早上都会有一些必须要完成的职责，比如去工作或者照顾孩子，这些也会影响他们的起床时间。请记得，至少在接下来的几周里，你每天都要在这个时间起床，包括休假和周末。以下是几个建议：

◎ 尽可能贴近你自然醒来的时间。如果你通常不需要闹钟可以在
　7：30 醒来，那就用这个时间。

◎ 如果你必须要在你自然倾向的醒来时间之前起床（比如要送孩子
　去上学），选择允许范围内最晚的时间。简化你的晨间流程，这
　样就能留出更多的时间来睡觉。

◎ 不要仅仅因为你相信早起的人是更好的人，或者你有要变得"更
　高效"的宏大计划，就武断的选择一个早起时间。早起并没有什
　么本质上更好或者让人更高效。只要你能配合身体的自然偏好，
　而不是对着干，那对你来说就是最好的。

◎ 如果你肯定会在某个时间之前自然醒来，不要选择过晚的起床时
　间。举例来说，如果你几乎总是在早 7：00 之前自然醒过来，不
　要选择早 8：00 作为你的起床时间。

◎ 如果你目前没有一个规律的起床时间，或者不知道如果不受限制
　的话，身体自然醒来时间是什么时候，那就选择一个最可执行的
　起床时间。

定下每天的起床时间之后，请你做以下这几件事。

◎ 每天早上都定闹钟，在这个时间起床。就算你没有用闹钟的习
　惯，从现在开始用吧。你会惊讶地发现，有那么多人在做睡眠重
　启的时候会睡过头，或者因为担心不能按时起床而总是醒来。

◎ 推算出你的最早上床时间。举个例子，如果你的卧床时间是 6 小
　时 45 分钟，你的起床时间设置在早上 6：45，那么你的最早上床
　时间就是午夜 12：00。如果你的起床时间设置在早上 6：00，那么
　你的最早上床时间就是晚上 11：15。

总结一下，以下是你本周的任务

（1）每天都在这个时间起床：_____。

（2）在最早上床时间：_____之前不上床，在最早上床时间之后，困了再上床。

（3）不要补觉，或者为了"弥补"一晚上没睡好而晚起或早上床。换句话说，别管你睡得好不好，你都必须要在你的起床时间起床，而且在最早上床时间之前都不允许再上床。

"上床时间"和"起床时间"具体指什么？

上床时间指的是你晚上身体躺到床上的时间，起床时间指的是你身体离开床的时间。如果需要，早上你可以在床上赖 5 分钟，让自己启动，开始新的一天！

我是不是连周末都不能赖床了？

如果这能帮你坚持下来这套睡眠重启的约定，我们可以灵活处理一下，允许你在休息日多睡一个小时。如果你每日的起床时间是 6:00，那么你可以在周末把闹钟设置成 7:00，但是不要再晚了。这并不是要让你一直躺在床上直到闹钟响，别管它是 6:00 还是 7:00。如果你在周末7:00 闹钟响之前半个小时就自然醒来了，你就应该立即起床。要知道你今天的睡眠驱动力存储早了半小时，这是件好事。

这样我不就会比现在更缺觉吗？

在第 2 章，我们揭示了失眠为什么不等于缺觉。简要提醒一下：如果你患有失眠，一般来说你不太可能被剥夺睡眠，或者缺觉，因为如果你缺觉的话，你会感到太困以至于不会失眠！请放心，你现在不太可能缺觉。但是在睡眠重启阶段，你有可能真的会（临时并且轻度的）缺觉，因为你的大脑也许不能马上学会，把你 85%~95% 的卧床时间填满高质量的睡眠。但是没关系。事实上，这恰好是我们想要达到的。我们正试着启动你的睡眠驱动力系统，教会你的大脑和身体再次明白想睡觉是一种什么样的感觉。别担心，你不需要永远都执行这个时间表。

如果我在最早上床时间之前，真的觉得很累，很累，怎么办呢？

首先，快速复习一下：累和困是两种完全不同的感觉。累意味着你今天过得很艰难，你觉得无聊，觉得压力大，你需要休息等。困则意味着你快要睡着了。通常，当夜晚到来，我们渴望爬上床，我们渴望结束这一天，从压力巨大的世界逃离，或者仅仅是"终于能休息一下"。我在晚上 7:30 把小孩哄上床之后，就已经有这种感觉了，但这不意味着我这时候就困了。你当然可以去休息，去投入到任何让你觉得放松、舒适的活动中，但是在你真的感觉到困之前，不要上床。

如果你确实在最早上床时间之前感觉很困……很好！这说明我们的方法正在起效。在睡眠重启阶段，我们要做的，就是让你在上床时间之前，比你需要的还困。记住，你不会一直遵守这个作息时间。一旦你能更容易判断自己是真的困还是"假警报"，你的大脑重新学会如何产生高质量的夜间睡眠之后，你就可以听从身体的需要，在困的时候上床。但现在，挺住，等到最早上床时间再上床睡觉。

但是如果我错过了晚上 9:00 的困劲儿，我就会又精神起来，再也睡不着了

我经常听到人们提到这个现象，不管是失眠还是不失眠，但是"错过困劲儿"实际上是一种误解——在晚上 9:00 感觉到困并不意味着你的身体已经为一整晚的睡眠做好了准备，这只是我们进化留下的痕迹，因为我们的祖先习惯于太阳下山不久就睡觉，但是他们也会习惯于在太阳

升起的时候起床。在欧洲，直到工业时代以前，人们还会在夜里有几个小时的清醒时间，用来做些杂事或社交。如果你也愿意过这样的生活，而且愿意坚持在清晨起床，在凌晨 1:00 做饭，同时白天一直在进行重体力劳动，那么你可以很愉快地在晚上 8:00 上床睡觉，你有足够的睡眠驱动力获得一晚好眠。

但是，如果你跟大多数现代人一样，生活在一个工业化世界中，晚上 9:00 的"困劲儿"就是个假警报。如果你就着这个困劲儿上床去睡觉，那么你必然会入睡困难，或者半夜两点醒来，这是因为你的睡眠驱动力早早就用完了。如果这种情况今晚不发生，估计明晚也会发生。接下来在晚 10:00 你又精神起来，其实仅仅是假警报过去了，你的身体意识到，你还没有真的准备好上床睡觉。

真的一点儿都不能小睡吗？

我喜欢小睡。将来，等你不再有慢性失眠，我非常鼓励你白天小睡（甚至养成午睡的习惯！）。但是现在，我们得暂时避免小睡，最大化发挥睡眠巩固的作用。小睡等于从你的睡眠驱动力存钱罐中每天都偷一点儿钱出来，所以，最好还是忍住冲动，期待着到了睡觉的时间，你会变得更困。

话虽如此，如果出于安全需求需要小睡，比如当你开车的时候感觉昏昏欲睡，请务必小睡一下。如果你在午餐后感觉困到眼睛都睁不开了，如果不去睡一下的话这一天就毁了，那么就算你不开车，也去小睡一下吧（第 15 章会讲解对于有其他精神或身体困扰的人群，如何灵活调整不小睡这一准则）。你可以给自己设个闹钟，计时半小时，这样就不会从存钱罐里偷走太多的睡眠驱动力。如果你在白天经常犯困，失眠就不是你的主要睡眠问题，你需要跟医生探讨是不是有其他睡眠障碍（请看第16 章）。

　　如果你在想"小睡要设半小时的闹钟？但是我半小时还没睡着呢"或者"闹钟响的时候，我可能才刚睡着"。那你就没有困到需要小睡的程度。只有当你没办法抗拒困意，甚至它变成一个安全威胁的时候，你才应该打破这个不小睡的规矩。

如果我昨晚睡得特别差，或者今天有很重要的事情，我可以晚些起床或者早些上床吗？

　　简单回答是，不行。还记得那个要么睡太多，要么睡太少，让你进入两极分化恶性循环中的睡眠模式吗？如果你想要避免睡太少，唯一的方法就是不要睡太多。在你规律的起床时间起床，然后到睡觉时间再上床，并相信今晚（或者明晚），你将拥有更多睡眠驱动力。这样，充足的睡眠驱动力会以接下来几晚的高质量睡眠来回报你。在睡眠重启阶段坚持你的时间表，还能帮你将昼夜节律调节得更规律（在第 6 章有更详细的介绍），这也是人们经常忽略的一个对睡眠健康非常重要的调节力量。

　　需要注意的是：如果你白天困到在不合适的场合也会睡着，或者在开车时需要咬牙挺住不睡，而且以前并不常出现这样的情况，那么你可以在下午短暂小睡一下，或者稍微早一点儿上床（大概早半小时就可以）。如果你白天经常感到很困，就应该去找医生聊聊，看看你是否有除失眠外的其他睡眠障碍。

我可以在床上看书或者做其他事情吗？

　　现在，你还是可以在床上想做什么就做什么，只要没有超过允许的卧床时间就可以。如果你想要把你的卧床时间分出一些来阅读、看新闻，或者玩游戏……那就去做吧！但是，不管你在床上做什么，你都不能在规定的上床时间前上床，而且必须在起床时间让你的身体离开床。

过几天后，我能调整我的卧床时间吗？

你需要坚持卧床时间至少一周。在下一章中，你会学到如何运用睡眠日记数据来调整你的卧床时间。你需要至少一周的数据，所以每天记录睡眠日记是至关重要的。

这些听起来都太惨了。我需要永远这样做吗？

当然不是。这不是一个你需要终身遵守的睡眠方法。事实上，这本书的全部意义是想要尽量在几周内，帮你达到一个状态，就是不需要像一个教官一样遵守某个睡眠作息，也能睡得很好。我们现在只做睡眠重启，是因为失眠已经让你和睡眠之间关系破裂的太久，我们不知还能从何开始。这只是一个短期使用的方法，用来告诉你的身体，困是一种什么样的感觉——这种感觉一直以来都没能自然地展露出来——以及教会你的大脑，如何拥有高质量的睡眠，而不是一整夜断断续续的低质量睡眠。一旦你的睡眠质量提高了，你的睡眠时长就会随之增加。

我们最终的目标，是让你与睡眠和谐地相处，不再需要严格遵守规定，或者在脑海中精打细算。当我们按下睡眠重启的按钮后，这样的和谐关系，将更容易达成。

咖啡因会影响我的睡眠驱动力吗？

会的，但是影响很短暂。在第 11 章会详细讲解咖啡因的工作原理，以及它对我们来说意味着什么。简单总结一下就是：咖啡因分子会占据大脑细胞中腺苷的受体，让腺苷这一睡眠驱动力的化学物质游离在外。所以，咖啡因摄入量太多，就会阻碍腺苷与受体结合，让你的大脑无从得知睡眠驱动力积累了多少，这样就会欺骗你的大脑，让它感觉没有那么困，但实际上你已经困了。这就是为什么我们一般不会想要在晚上喝咖啡，或者一天中喝太多咖啡。至于你到底能喝多少咖啡，这很难讲，因为人与人之间对咖啡因的敏感度，以及咖啡因的代谢时长是差别非常大的。如果你好奇咖啡因是否影响你的睡眠，你可以减少咖啡因的摄入量，或者换成低因咖啡（一点一点来，这样你就不会有难以忍受的戒断反应）。

要怎么处理冲入我脑海中的想法？

很好的问题！在接下来的几章中我们会讲过度觉醒，失眠情况下常见的思维奔逸，大脑中想法跑个不停的现象，很多都是过度觉醒的一部分。暂时你只要知道，仅仅是提高你的睡眠驱动力，就已经把大脑飞速运转的时间缩短了。

本章小结

◎ 你的睡眠能力和需求来源于你的睡眠驱动力和觉醒之间的平衡。这一章重点讲睡眠驱动力。当你醒着的时候，就在往睡眠驱动力存钱罐里存钱；当你睡着的时候，就在花钱。

◎ 你的睡眠驱动力存钱罐可能会因为以下几个原因余额不足。

- 你上床太早，还没来得及攒够睡眠驱动力。

- 你早上赖床，降低了你白天可以积攒睡眠驱动力的时间。

- 你在白天小睡，这就像从你的存钱罐里偷钱。

- 你要么睡太多要么睡太少，总在两个极端反复来回，这会让你进入一个睡眠驱动力要么不够用，要么用太少的循环。

- 你在白天不够活跃，这样挣不到足够的睡眠驱动力。

◎ 为了增加你的睡眠驱动力，你要减少卧床时间，遵守睡眠重启作息表。

◎ 使用你的睡眠日记数据来计算睡眠重启作息时间表（你需要至少一周的睡眠日记数据来完成这一步）。

- 在你的平均总睡眠时长上加上 30 分钟，这就是你的卧床时间。

- 确定你每天想要几点起床。

- 从起床时间往回推算，得出你最早可以允许自己上床的时间。

请注意：你并非必须在上床时间上床，只是不能在此时间之前上床。

◎ 这个新的作息时间表，你执行得越严格——也就是每天在同一时间起床，只在允许的睡眠时间躺在床上，那么你的大脑就能越快学会在夜晚重新装满高质量睡眠。一旦睡眠质量提升，睡眠时长也会随之增加。

◎ 下一章我们会详细讲解睡眠天平的另一端——觉醒。

第5章　流口水的狗:

为什么你的大脑会在晚上兴奋

在上一章, 我们介绍了睡眠驱动力。白天你将积攒的困意放入睡眠驱动力存钱罐, 晚上用它来购买高质量的睡眠。你需要离开床, 保持清醒足够长时间, 才能在睡眠驱动力账户中存够钱。但是有时候, 你白天在花园里侍弄花草, 忙了一整天累得够呛, 或者你比往常上床还晚, 等到上床的时候已经精疲力尽, 但是不知怎的, 还是入睡困难, 或者容易醒过来又睡不着。发生了什么呢?

睡眠驱动力仅仅是睡眠这个等式的一半内容。这一半比较好理解, 也比较容易处理, 这也是为什么我们的睡眠重启过程要从睡眠驱动力开始讲起。现在, 我们要来看一看等式的另一半: 觉醒。

觉醒很简单, 就是在加速运转——身体上、精神上, 或者情绪上都是。它与睡眠驱动力是相反的作用。这是一件好事。就算你一整天都在打猎和采集, 给自己挣来了足够多的睡眠驱动力, 如果入睡的时候看到了一只老虎在接近, 你依然会想要立刻清醒起来应对紧急情况, 对吗? 在那样的时刻, 由恐惧导致的觉醒会让你的身体和大脑加速运转, 帮你为战斗-逃跑做好准备。在这个例子里, 觉醒是能救你命的好朋友。但是这样的好事太多了—尤其是出现在错误的时机—就会变成问题，而过多的觉醒就是你失眠的关键。

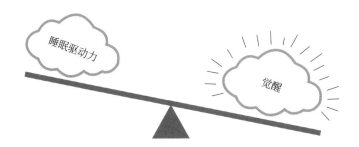

你已经对觉醒的感觉很熟悉了——就是你以前体验过的，比如躺在床上大脑飞速运转，以及那种就算睡了也感觉没得到休息，睡得很累的感觉。它也是那种，当你精疲力尽却清醒得很的感觉，让你在凌晨 3:00 醒过来之后辗转反侧难以入眠。这些经历都不是幻觉。它们真切地反映着失眠者的大脑活动。

埃里克·诺夫辛格和他的同事在 2004 年发表了一项在此领域起决定性作用的脑功能成像研究。他们让 20 位被试在睡眠实验室待了 3 个晚上——其中 7 人患有慢性失眠，13 人没有睡眠问题。研究者会整晚记录被试的脑波，来尽量准确地测量被试的睡眠。他们还会测量被试在睡眠中的大脑，以及第二天早上的新陈代谢（基本上相当于大脑使用了多少能量）。他们获得了神奇的发现。

首先，值得注意的是，两组被试拥有非常相似的睡眠。举个例子，他们入睡所花的时间，只相差 4 分钟。他们的浅睡眠、深睡眠、快速眼动睡眠的占比，以及总睡眠时长，在两组被试间也并没有统计差异。但是，这并不意味着两组人夜间的体验是一样的。失眠组的大脑夜间整体显示出更高的葡萄糖代谢——他们的大脑在更加努力地工作，更兴奋。而且，他们的大脑在白天依然工作得更努力一些。这些都显示，就算看起来他们的各项睡眠指标都挺健康的，失眠者的大脑依然是过度觉醒的，不管是在白天还是夜晚。

这就是为什么你会感觉如此累（你的大脑一直在超负荷运转）但还是睡不着（你的大脑依然是高度亢奋的）。

失眠者经常体验到，虽然大脑在睡觉，可还是感觉没睡，过度觉醒也是其中一个原因。利文是我以前的病人，她是一位聪明冷静的女士。她觉得自己疯了，因为有几个晚上她真的觉得自己根本没睡着，但是她的伴侣告诉她，她绝对睡着了，至少睡了几个小时，因为她在打呼噜，叫她名字也没反应。利文一开始并不相信，直到她的伴侣把她半夜在枕头上流口水的视频录了下来——她甚至为了录视频开了灯，但是利文第二天早上根本不记得。利文并没有疯。她的这种睡眠感知异常的经历，对失眠人群来说非常普遍。一旦她开始降低白天和晚上的觉醒程度，她就会开始睡得更香，并且会真正开始享受睡眠。

所以这样的觉醒是怎么开始失控的呢？看看以下这些现代"老虎"是否也出现在你的生活中。

◎ 慢性压力

◎ 担忧和反刍思维

◎ 创造力激发的兴奋

◎ 为社会不公而愤慨

◎ 担心赶不上早班飞机（或者面试，第一天上学等）

◎ 存在主义焦虑

◎ 因失眠而感到挫败

◎ 不确定身上的那颗痣是不是比去年大了一些

…………

这个单子可以一直列下去，因为好事也好，坏事也好，总有无数种方式可以让我们兴奋起来。但是不管你觉醒的来源是什么，觉醒过多就会压倒你夜晚的睡眠驱动力，让你难以入睡或者半夜醒来。这里比较难的地方是，你不能用火来扑灭火。如果你处于过度兴奋状态，那么残忍地逼迫自己努力睡觉，就好像在朝着一个焦虑的人大喊："放松点儿！"那只会让人更焦虑。

为什么我们不能强迫自己放松？主要一个原因是，我们经常会误解觉醒的来源，以及它是怎样工作的。为了帮你在失眠这个背景下理解它，我想要粗略地将它的来源分为 3 大类。

（1）条件反射觉醒。我们的大脑非常擅长把两个东西联系在一起，所以我们只要经常在床上醒着（以及感到挫败、焦虑等），就会把我们自己训练成躺在床上就体验到觉醒的状态。这就是"流口水的狗"现象，我们会在本章后面的内容里重点讲解。

（2）昼夜节律觉醒。"昼夜节律"指的是我们体内的生物钟。它是我们复杂的身体或大脑工作机制中的关键一环。生物钟的一部分作用就是让我们在白天，我们需要醒着的时候，保持警觉。如果你的生物钟搞不清楚什么时候是"白天"，它就会让你在并不想醒着的时候警觉起来（如夜间、凌晨）。以后的章节里我们会更深入地讲解这部分内容。

（3）其他觉醒。所有其他东西，从兴奋感到咖啡因到压力，都属于这个类别。本书剩下的部分会帮你了解这个覆盖面宽广的类别。
剧透：它跟你白天如何休息、娱乐、思考，你的压力，人际关系，你的身体，以及最重要的，你失眠的事实有关。

好消息是，如果你正在执行第 4 章的睡眠巩固措施，你就已经在学着降低所有这 3 类觉醒了！当天平往睡眠驱动力方向倾斜，它自动地就会让天平另一端的觉醒减少。继续加油吧。

但是，让我们来帮这个天平倾斜地更厉害一点儿——本周我们会从条件反射觉醒开始。它能拥有属于它的一整个章节，因为它对失眠人群来说实在是太强大、太普遍了，如果不把它讲清楚，我们就没办法继续进行下去。如果以下这些听上去很熟悉，你就有条件反射觉醒的现象。

◎ 晚上你在沙发上快要睡着了，但是当你静悄悄地躺到床上，就好像你脑海中有盏灯打开了一样，突然间你就清醒了。

◎ 当你在晚上醒过来，你的大脑会在 3 秒钟内，从有一点点清醒，到"咱们来把接下来 10 年的财务计划一下，然后把所有可能出问题的事情都担心一遍"。

◎ 你在沙发上，在车后座上，在酒店里，或者在别人家，都比在你自己的床上睡得更好。

◎ 你害怕上床，或者临近上床时间就会预想今晚要失眠。①

到底是什么可恶的力量，造成了这些令人困惑又让人备受折磨的失眠体验呢？让我们用小狗来解释它。

什么是条件反射觉醒？

如果你曾经选修过大学心理学入门课，你一定听说过巴甫洛夫的狗。在 1890 年，俄国生理学家伊万·巴甫洛夫设计完成了一系列著名的实验，研究狗及其唾液分泌状况。巴甫洛夫的狗会在看到肉的时候分泌唾液，这谁也不会惊讶。这不是明摆着的事儿嘛！有趣的地方在于，当他每次

---

① 就像我最近的一位病人描述的："有时候我会站在那，带着仇恨瞪着我的床。我想哭。"

给狗拿肉吃的时候，都摇铃。几次之后，仅仅听到铃声，狗就会开始兴奋地流口水。

我们都很像巴甫洛夫的狗，生来就是为了体验这种经典条件反射——当我们的大脑发现铃声和肉总是一起出现，那么每当我们听到铃声就会开始期待肉的出现。对失眠的人来说，床就是那个铃声。床是失眠即将发生的信号，因为床（以及上床时间，想到床，想到睡觉，等等）已经如此频繁地跟清醒（以及挫败感、焦虑感，除了睡觉以外的任何其他感受）联系在一起。换句话说，你在床上待着，辗转反侧睡不着的所有时间，实际上都在训练你的大脑产生清醒和不愉快感受的条件反射。

怪不得，就算你几分钟前还困得不行，你的大脑也会在你上床后自动启动。大脑千万次经历了这样的上床过程，它会想："啊，我知道这个地方是干什么的！这就是我们瞪大双眼，然后回顾我们待办事项清单的地方。这也是思考我们失眠问题的地方，然后系统地检查所有的负面情绪——挫败感、失望感、愤怒、恐惧、绝望——只是检查一下他们是不是还运转良好。没问题，马上启动这个程序！"

如果你没有入睡困难，但是在半夜会醒来难以重新入睡，条件反射觉醒也发生在你的身上。你的大脑可能将你的睡前流程与昏昏欲睡和放松的感觉联系在一起，但是它也经历了很多凌晨 3:00 的战斗，被训练得很好——每当有一点点清醒的感觉，就让大脑启动，升级到完全警觉的状态，然后一直搜索让你更清醒的东西，也就是担忧、兴奋的想法，朗朗上口的旋律，以及为伴侣打呼噜把你吵醒而愤愤不平。

有些时候，这种条件反射觉醒会渗透进白天的时间。仅仅是看到床或者想到睡觉这件事，就可能会让你痛苦不已，因为你的身体和大脑已经学会，这里是一个如此令人讨厌的地方。我之前的一个病人弗兰克有句话说得好，"我的床就好像牙医的治疗椅一样"。他说的很对！想象有个人被困在一张老式牙医治疗椅上，他四处张望，看着托盘里锋利尖锐的工具在荧光灯下闪着光，背景中电钻的声音越来越响。可见，期待你自己在年复一年的条件反射觉醒下睡个好觉，就好像期待一个根管治疗患者在这种场景下睡个好觉。

你的床不再是一个安全的港湾，这是多么悲伤的一件事情！如果你没办法从床上获得美好的睡眠，反而一上床就像进入战斗，仅仅因为这里已经是无数场战斗的战场，你当然会在白天感到又累又暴躁。一直不放下警惕会让人精疲力尽的。

让我们学着再次在床上感受困意吧。为了重建与睡眠的关系，这是我们在睡眠巩固（见第 4 章）之后，第二重要的策略。我们已经从给睡眠投喂它真正需要的东西——更多睡眠驱动力开始做起了。现在，我们一起来帮它，在我们邀请它一起玩耍的地方，感受到安全和放松。

如何打破条件反射觉醒

要学会在床上产生困意，只需在床上睡觉，不做其他事情。换句话说，如果我们把床仅仅留给睡眠，把其他活动挪到别处去做，这样我们的大脑就会重新建立条件反射，在上床的时候只会感到困倦。

这意味着，你需要给以下这些常见的卧室活动找个新地方。

◎ 看电视
◎ 浏览新闻或社交媒体
◎ 在手机上聊天
◎ 玩电子游戏
◎ 跟伴侣吵架
◎ 吃东西
◎ 工作或学习

首先要改变的是：不要在床上做除睡觉以外的任何事。把电视机从卧室搬走（你还是可以在睡前看电视，只不过要在另外的房间）。如果你需要隐私环境，就去厨房餐桌上或者衣帽间里完成工作会议，别在床上工作，最好连卧室也不要进。去沙发上跟伴侣亲密，或者吵架，别在卧室里。如果你需要用手机做闹钟，或者由于一些原因你需要保持电话畅通，那就把它设置成勿打扰模式，然后把它放在房间的另一头。

【给家庭护理人员和值班工作人员的小建议】

如果你确实需要处理一些临时的突发事件，比如孩子叫你，你照顾的老人有新的状况，或者你的工作需要你值班处理紧急情况，那么你可以在手机上做一些设置，让你只能接到特定电话号码的来电，或者只有特定软件才能给你发出提醒，把剩下的都屏蔽。这样你的大脑就不需要去临时决定哪些信息需要处理，哪些需要忽略，你也不会担心错过什么重要的事。

如果你在想，"好极了，以上那些事情我都没有在床上做……可以去下一章了"。等一下！我打赌至少有一项除睡觉外的活动你会在床上做：努力试图入睡。

是的，努力试图入睡并不是睡觉。希望睡觉，等待睡觉，追逐睡意，恳求睡眠快来，使用呼吸技巧来哄骗自己入睡，计算自己今晚还剩多少时间可以用来睡觉……所有这些都不是在睡觉。事实上，这些"试图睡觉"的努力是你能在床上做的最不利于睡眠的活动。它会给你带来最根深蒂固、最强的条件反射觉醒。接下来你要做的第二件事比第一件还重要：当你睡不着（或者醒来无法再次睡着）的时候，起床，做点儿别的事情。

这个概念在行为睡眠医学术语中叫作刺激控制，但是我倾向于把它想象成放下绳子。与其继续在越拉越难赢的拔河比赛中挣扎，不如放下绳子，做点儿更有意思的事。就算你最终"赢"了这场拔河比赛，它也会带给你更多的焦躁和不安，强化你的条件反射觉醒，因为停留在这场战斗里的每一分钟，你都在让大脑学会在床上条件反射地清醒起来。讽刺的是，如果你不参与拔河比赛，你可能很快重新感到困意。就算没有睡意，你躺在床上也不会睡着的。这样做至少能让你减少条件反射觉醒，而且能够享受更多与自己相处的时间。

关于条件反射觉醒的常见问题

离开床之前我需要等多久？

你不需要一清醒过来就从床上跳起来，但是也不要等到你开始对失眠感到抓狂的时候。我不会给你一个具体的等待时间，因为我不希望你躺在床上计时数秒。另外，重要的不是你具体醒了多久，而是你的感受：你是在开开心心地半睡半醒中，还是已经完全清醒了？你是正在回味一场美梦，还是在怨恨自己睡得太少？你是否感觉自己快要睡着了，还是能判断自己不太可能很快睡着？如果是前者，就舒舒服服地在床上躺着吧。如果是后者，那你是时候放下"绳子"，从床上起来了。

【"困"是一种什么样的感觉？】

如果你已经失眠一段时间了，你可能对"快要睡着了"的感觉不太熟悉。你要怎样才能判断自己困到可以躺在床上，还是很清醒到需要起床呢？以下就是困倦的感受。

◎ 身体感觉沉重而放松

◎ 眼皮沉重，眼神失焦

◎ 思维感觉缥缈不集中

◎ 如果你在听一本书或播客，你的注意力会游移，你不确定自己是不是跟上了故事情节

以下这些是你不困的表现，就算你很累，你也可能不困。

◎ 身体感觉焦躁不安，而且你能意识到这些小小的感受

◎ 睁着眼睛并不困难，你能集中视线去阅读

◎ 思维清晰，能够集中注意力，可以完成复杂的逻辑推理思考

◎ 你正在为睡眠感到挫败和焦虑

起床后，我应该做些什么？

你愿意做什么，就可以做什么——这里的关键词是"愿意"。不要看无聊的电视剧或者无聊的书，让自己无聊到想睡觉……你只会为浪费时间而气恼，然后重新为失眠而感到烦躁。相反，你可以去看一部一直想看的剧，读一本你拿起来就放不下的书。另外，不要静静地坐在黑暗里，试图哄骗自己的大脑，让它想睡觉……它不会的。这就跟"努力试图睡觉"一样，只会把睡眠推得更远。拿出画笔或者火车模型，尝试听一个新的播客，或者做点儿让自己感觉舒服的事情吧。[①]

可是，我以前试过这个方法，并不成功。从床上起来会让我更清醒！

确实，从床上起来可能会让你更清醒，但是这里的重点，不是起床

---

① 只要这件事不是一件让你极度兴奋的活动就可以。写下这个警告让我觉得自己有点儿傻，因为我怀疑你会在凌晨 3:00 去赌赛马或者玩一局充满暴力的电脑游戏。如果你不确定要做的事情会不会让你太兴奋，别想太多。先做你想做的，如果需要的话下次再调整就好。

能让你变得更困，而且从床上起来的目的也不是要让你能马上重新睡着。相反，这样做的目的是，阻止你的大脑再次学习将床和清醒、费劲的感觉联系在一起。就算在床上躺着能让你多接触一点儿睡眠，你也是在让大脑在夜里产生一些断断续续的低质量睡眠。

如果你以前尝试过睡不着的时候从床上爬起来，那么这肯定没有迅速地让失眠消失。这是因为打破条件反射觉醒，是需要连续地坚持一段时间才行。坚持这样的行为改变很困难，因为它的好处不会很快显现，但是请相信，你正逐渐接近改变的强大力量。

另外，从床上起来，并不仅是为了消除条件反射觉醒，它还可以帮我们降低其他类型的觉醒：反刍、努力、挫败感、绝望感、担忧、数一数闹钟响前还有几个小时……当你躺在那，试图睡觉却失败，所有这些思维活动都在增加你的觉醒程度。反正已经醒了，还不如让自己享受这段清醒的时光呢！所以，离开床，去沉浸在那部你一直想看的电影里吧。

电视或者其他电子屏幕不会太刺激吗？灯光不会对睡眠有害吗？

首先，与你在床上的条件反射觉醒（以及"试图睡觉"的努力）相比，从电视机、电子书，或者手机得到的任何刺激，大概率都会弱得多。现实一点儿——反正你都要醒着，你是更愿意在床上挣扎，让肾上腺素狂飙，还是愿意愉快地看部电视剧，接受一点儿光线？这样说来，你最好不要看恐怖电影，或者玩侠盗猎车手游戏为妙，主动让自己在半夜陷入危机模式是一件很傻的事。① 其他任何活动都是可以的，只要你没有在试图让自己尽快睡觉。

---

① 对我来说，在我写这本书的这段时间，如果我入睡困难或者半夜醒过来，我会起床开始读谍战小说，或者写作。我很喜欢这两件事，所以不管是睡觉还是拥有更多时间来阅读或写作，我都开心。

其次，睡眠科学家关于夜间接触光线的担忧，主要是担心电子屏幕散发出的蓝光（也就是波长短的光），可能会改变你的昼夜节律，从而影响你的睡眠质量（第 6 章里我们会更详细讲讲）。解决办法很简单：晚上起来的时候，调低你的屏幕亮度，切换到夜间模式，或者戴上防蓝光眼镜。如果你忘了做，也没什么大不了的，只要你在白天接受了很多光照，你体内的生物钟就依然能够区分白天和黑夜。

但是，起床难道不会让我的大脑在夜里醒过来吗？

你的大脑其实已经在夜里醒来了。待在床上也不能阻止它醒过来。离开床也不能，但是这会告诉你的大脑，醒过来并不是一件可怕的或者充满挫败感的事，反而能让你的大脑在夜里醒来时学会放松，而不是直接进入高度警戒模式。

但是，从床上起来意味着我会错失睡觉的机会，所以我会更加缺觉的！

你本来也没有在睡觉，我的朋友。如果你在睡觉，你就不会思考这个两难问题了！另外，以前你一直在床上躺着试图睡觉，效果怎么样呢？可能在床上躺一小时，有时（甚至经常）会让你重返睡眠，但是你积累的所有努力睡觉的时间，不管最终成功与否，都是在给你的慢性失眠之火提供积年累月继续燃烧下去的燃料。

记住，失眠和缺觉不是一码事。如果让你持续失眠的是内部原因（如冲入脑海的想法），而不是外部原因（如窗外有人一直在放烟花），那么你很有可能并不缺觉。如果你确实缺觉，你的问题会与失眠截然相反，你会在不想睡觉的时候睡着，而不是在想睡的时候无法睡着。

我应该什么时候回到床上再尝试入睡？

永远不要。别因为尝试入睡而回到床上。睡眠是一个被动的过程，你能做的，就是允许它发生。这不是一件你可以通过努力达成的事，当你完全接受这个真相，你就知道什么时候该回到床上了（提示：当你困了的时候）。

如果我没有别的地方可去，或者我的身体不允许我离开卧室呢？

你依然可以给家里的空间按区域做一些限制，尤其当你住在单间公寓，或者需要与室友共用客厅，或者房子里住的人比较多，没有你自己的私密房间时。或者，你可能有一些行动上的限制，你无法在没有协助的情况下离开床或卧室。

不管为什么，如果你不能在夜晚离开床或卧室，别担心，你依然可以学习打破条件反射觉醒！这里的关键是，让睡眠模式和清醒模式的环境有所区分。当你睡不着时，不要躺在同一个地方，在黑暗里让大脑继续高速运转。这样做就相当于睡眠模式时没有在睡觉，增强条件反射觉醒。反过来，你可以通过开灯、坐到扶手椅上、挪到床脚、从被窝里出来到被子上面去，或者开始做一件有意思的活动（如阅读、看电影等）切换到清醒模式。最重要的是，不要尝试在床上入睡。所以当你夜晚被困在床上或卧室里，可以准备好一本有意思的书，把你从睡眠努力中引开。

那床上的性生活呢？

你想在家里的任何地方、任何时候过性生活都可以，没有必要在卧室里禁止性生活，因为条件反射觉醒跟性唤起并没有什么关联。[1]

---

[1] 但是，如果这是一个尝试新事物的好机会，你可以告诉自己，床只能用来睡觉，所以你可以试试在厨房台面上做爱。谁知道这本书会不会让你重燃爱火呢？

那在床上读书呢？

在作为行为睡眠医学专家的早些年间，我曾经挥舞着教鞭，告诉患者："不行，除了床上不能读书，哪里都行，床只能用来睡觉。"但这很可笑。如果你想通过阅读一些无聊的读物来欺骗大脑，让它睡觉，那就停下来吧，你太过努力了。但是，如果你在阅读一些有意思的东西，它只是你睡前的一个愉快的活动，那就别管那么多，享受它吧！不要一下子读好几个小时，否则你就会进入条件反射觉醒的领域了。但如果仅仅是睡前读 15 分钟到半个小时，那听起来还不错。随着时间的推移，睡前阅读甚至可能会变成你想睡觉的信号。

睡不着的时候从床上爬起来……我永远都需要这样做吗？

总有一天，你会发现这个问题已经变得无关紧要，因为对你来说，在夜里有大块的清醒时间已经相当少见了，就算你清醒很长时间，也不会那么难过了。在那时，也许就是未来的几周后，比较明智的做法依然是遵循这个原则，"不要花太多时间清醒地躺在床上"。但是，如果你就是不想起床，也不会产生灾难性的后果。现在，先坚持遵守规则，才能争取到打破规则的权利。你坚持得越好，条件反射觉醒就会越快消失。

继续睡眠重启

让我们先从条件反射觉醒中休息一会儿，来检查一下整体睡眠重启做得怎么样。如果你在做第 4 章的睡眠巩固，已经执行了至少一周，也一直在认真记录睡眠日记（最好使用共识睡眠日记软件或者 CBTI 教练应用程序），那么你就已经踏上睡眠重启之路啦！甚至，你可能已经到了该调整卧床时间的时候。如果你还没有度过第 4 章，请在这里停下来，回到第 4 章。没有第 4 章和第 5 章作为基础就继续"再见失眠计划"，就好像还没有建好第一层楼，就要搭一个阳台。让我们来看看你上周做得怎么样，然后聊一聊如何使用你新的卧床时间。

1. 睡眠巩固进行得如何？

请查看睡眠日记来评估你的进展。把注意力放在以下这些指标上。

◎ 睡眠效率：希望这个指标数据变高了，接近我们 85%~95% 的目标区间。如果你很认真地在坚持"再见失眠计划"，但是你的睡眠效率还没有到达这个目标，别灰心。通常，我们都需要几周的时间，来让大脑能够完全跟上我们在做的事情。

◎ 卧床时间：这个数据应该会非常接近你在第 4 章计算出来的卧床时间。如果这个数据明显更长，那意味着你上床的时间太早了，或者起床的时间太晚了。

◎ 入睡时长：这个数据有变短吗？或者变长了？差不多跟以前一样？不需要评判它 —— 简单地观察注意它的规律就好。如果入睡所花的时间比前几周少，可能是因为你在入睡前积累了更多的睡眠驱动力？如果入睡所花的时间变长了，只要没有太长（30 分钟左右就都很正常），这有可能完全不需要你关注，或者它可能是一些意外的波动，或者你的大脑还没有跟上我们的节奏。在这个阶段，所有这些情况都是正常的。

◎ 夜间觉醒时长：跟上面一样！

◎ 总睡眠时长：在现在这个时候，这是最不重要的一个指标。它有可能会变长，或者变短，或者跟以前一样 —— 这些情况都很正常。这个指标通常是最后一个发生变化的，以及它对你与睡眠的健康关系来说，是最不稳定、最没有意义的一个指标。所以，现在先不用担心它。

2. 在睡眠巩固过程中，遇到的困难和解决办法

如果你没有坚持按睡眠巩固的指导执行（例如，你上周的平均总卧床时间明显比你设定的时间长，或者你经常在最早上床时间之前就上床了），请记住，你不是一个人。很多人都会在这个过程中遇到阻碍，尤其是第一周。你也可能会遇到如下问题。

对操作指导的理解错误

这个部分的睡眠治疗可能会让人难以理解，尤其是没有人一步步地带着你做。重新阅读第 4 章，确保你在使用共识睡眠日记软件或者 CBTI 教练应用程序。别着急！

一些现实阻碍

也许你不能比平时更晚上床，是因为这样会把伴侣吵醒。或者也许你的闹钟并不值得信赖，你非常焦虑。一些常见的阻碍可以有以下解决办法。

◎ 如果可能的话，跟伴侣分开睡觉。我知道很多人都认为夫妻应该在一张床上睡觉，分床睡觉代表着关系出了问题。这很愚蠢。如果分开睡觉能让你有更多时间及动作上的自由度，而且不用担心打扰别人，何乐而不为呢？此外，你们彼此都会更少受到噪音或热量的影响，少吸一些二氧化碳，有更多属于自己的时间。你们依然可以在睡觉之前依偎在一起，过性生活，享受彼此的陪伴。到了睡觉时间，你就可以移动到你的睡眠空间里去。当然你不需要一直这样做，一旦你不再失眠，就可以重新评估怎样睡觉对你和伴侣最好。

◎ 使用耳塞和眼罩。被屋里的喧闹打扰时，你可以用这些便宜简单的方式来阻隔噪音和光线。别不好意思。

◎ 如果需要的话，设两个闹钟。如果你担心闹钟叫不醒你，就设置两个闹钟：一个设置在你应该起床的时间，另一个设置在几分钟之后，作为一个应急的候补。也可以设置一个手机闹钟，一个传统闹钟。提前测试一下，确保两个闹钟都能用。

动力不足

在这一周的时间里，你失去了行动的动力，这完全可以理解。就算你一开始动力十足，这也很正常，中途放弃很常见，尤其是当你在晚上仍然长时间失眠的时候。以下这些内容也许能帮到你。

◎ 看到改变发生，需要时间。它并不会像你的失眠经历一样，花那么长的时间，但是看到改善还是需要几周或者更多时间。这个过程可能会让人很有挫败感。坚持一下，把这几周当作一个投资，它的收益是与睡眠一辈子保持良好关系，这种关系的亲密体验，会占据你在地球上生存时间的 1/4，或者更多。

◎ 我们的目标是先提高睡眠质量。睡眠时长之后会随之增加。看到自己并没有比以前睡得更多，或者甚至睡得更少了，你会觉得很沮丧。这在睡眠重启阶段是非常正常的，因为数量只能建立在质量的基础上。这就是为什么，我们要教会大脑先睡得更有效率，然后才能期待它睡得更长久。

◎ 提醒一下自己为什么要做这件事。如果现在去改变太难了，那么什么时候才是合适的时间呢？这是一个真诚的问题。也许现在并不是一个修复你与睡眠关系的好时机。也许你的睡眠问题并没有那么严重，让你觉得这些努力并不值得。所有这些都是停下来的合理理由！你依然可以详细阅读本书余下的内容，随意一点儿，不用给自己一定要照做的压力。给自己设定一个启动的条件，当问题严重到满足这个条件的时候，就是值得再试一试的时候（例如，"当我一周有 4 个晚上都挣扎着睡不好的时候"或者"当问题开始影响我的育儿能力时"）。不用着急。

3. 更新你的卧床时间

继续前进！现在你已经到了睡眠重启的第二周，是时候根据上周的情况，调整你的卧床时间了。以下是调整的方法。

◎ 看看你上周的平均睡眠效率。

◎ 如果在 90% 以上，接下来的一周你可以有更多的卧床时间了。仅仅在你上周的睡眠时间上增加 15~30 分钟。这意味着你可以早15~30 分钟上床，或者晚 15~30 分钟起床，或者把这 15~30 分钟按你的喜好来分配。即使你起床时间跟上周不一样了，这一周也要每天都在同一个时间起床。

◎ 如果在 85%~90% 之间，我们就先维持你在第 4 章的时间设定。再给自己一周时间，加上关于条件反射觉醒的新操作，我们继续巩固这个良好的睡眠效率。

◎ 如果在 85% 以下，你可以看看上面的问题解决小贴士，看看你需要做些什么改变。你可以继续维持第 4 章的时间表，或者重新回到第 4 章，用你最近两周的睡眠日记数据来计算一个新的卧床时间。这样的话，你依然需要再花一周的时间，让你的大脑跟上这个睡眠巩固的过程。

接下来的这一周做什么

你需要继续睡眠重启计划，但是现在，你的计划中有了两个重要的内容：睡眠巩固和降低条件反射觉醒。总体来说，你接下来需要做：

（1）每天在你设定的固定时间起床：_____（输入新的起床时间）

（2）在最早上床时间之前不要上床：_____（输入新计算的最早上床时间），或者在这个时间之后，困了再睡。

（3）不要小睡，不要在前一晚没睡好后"补觉"，不要早上床。换句话说，不管睡得怎么样，你都要在你的最早上床时间之后上床，并且要在起床时间起床。安全起见，你可以短暂小睡一下（大概20分钟）。

（4）除了睡觉，不要在床上做别的事情。当然，性生活以及睡前读会儿书是可以的。不要清醒地躺在床上，或者努力试图入睡。

本章小结

◎ 觉醒起到的作用与睡眠驱动力相反，它会让你的身体或者大脑被激活，运转起来。

◎ 失眠的人能够体验到过度觉醒，我们可以在其夜晚和白天的大脑活动中观察到这一点。

◎ 觉醒的来源有很多，但是我们希望从条件反射觉醒开始研究，因为这是失眠之谜的一块重要的组成部分。

◎ 条件反射觉醒，是你的大脑学会了自动将床与清醒联系起来，一躺在床上就清醒。它的原因是，你过去在床上有太多的时间是醒着的。这会让床变成一个让你不困的地方。

◎ 要逆转条件反射觉醒，包括：

- 除了睡觉外，不要在床上做其他事（性生活和短暂阅读是可以的）。

- 当你无法入睡（或者醒来无法重新入睡），从床上起来，做点儿

　　别的事。这样做不是要让你重新入睡，而是随着时间的推移，

　　降低条件反射觉醒。额外的好处是，你还可以更享受清醒时间。

　◎ 这一周，你会继续睡眠重启计划，你需要根据上周的睡眠日记数据，重新计算卧床时间。你也需要开始逆转条件反射觉醒。

　◎ 确保自己每天都记录睡眠日记。

第 6 章　要有光：

疲劳的真正解决办法（提示：不是睡觉）

接受睡眠治疗几周后，我注意到克里斯的睡眠从数据上看好了很多：他稳定地只花 10~15 分钟就入睡了，并且平均只在夜间醒了 20 分钟。与以前相比，这是一个巨大的改变。曾经的他大部分晚上都要醒 1~2 小时。做得真棒，克里斯！但是有一个很奇怪的事情——每天早上，他依然评估他的睡眠为"差"。当我询问他这件事，克里斯解释说，他觉得他的睡眠很差，因为他白天依然感觉很累。"在早上，我感觉我的脚像陷在泥里，到了下午我感觉精疲力尽。如果我能感觉不这么累就好了，那样我就会觉得我睡得很好！"

我猜你肯定已经厌倦了这种疲惫。

疲劳是我们感觉累、精疲力尽、头脑不清、被耗尽或者挣扎前行的体验，它是失眠最常见的表现。相比患有其他睡眠障碍的人，患有失眠症的人更容易感到疲劳。[1] 也就是说，有数以百万计的人与你和克里斯有

---

[1]　温馨提示：疲倦（感觉累）跟困是不一样的。困是你快要睡着了的感觉，而累不是。

相同的感受。这些又累又停不下来的"僵尸军团"是如此渴望在白天充满活力，他们为星巴克成为 200 亿美元的企业做出了很大贡献。如果说过"如果我能多睡会儿，我就不会总这么累了"这种话的失眠患者，每一个都给我一美元……那么，我还是不会变得很富有，但是我就可以去全食超市（一家美国连锁超市）的有机食品区买吃的了。

但是，如果这个愿望的整个前提都建立在一个错误的假设上呢？如果不是"缺觉"让你感觉这么累的呢？现在，大部分失眠的人都是这样认为的。

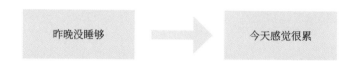

但是我想给你提供一个新思路，一个拥有更多科学证据，更能帮你减少疲倦感的想法。

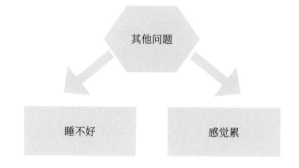

请注意，在第二张图中，睡不好并没有造成疲劳。两者都是由其他问题导致。我知道这听起来很模糊，但是读完这一章，你就会确切地知道那些问题是什么了。首先，让我给你展示一下，为什么第一张图（"睡眠不足"直接导致了"感觉累"）是错误的。事实上，这样的看法不仅是错误的，而且还非常有害，因为当你把它作为一个信念时，你就会错失找到真正解决疲劳的方法，而且由于你给睡眠加上了不属于它的责任和压力，你与睡眠的关系也会变得紧张。

客观的睡眠观测数据并不能预测疲劳

睡眠是很难测量的。你可以询问某个人昨天晚上睡了多久——这个答案反映了这个人的主观睡眠，或者他们自己对睡眠的感知和记忆。但是我们已经聊过主观睡眠并不总是准确的，尤其是对失眠的人来说。更客观的睡眠测量方法是借助多导睡眠仪。这是测量一个人睡眠的最准确方法，而且我们会实时监测，获得每一秒的测量数据。

以上这些想要说明的是，当我们想知道，睡眠是否真的影响我们白天的功能时，最好的办法就是去通过多导睡眠仪来测量人们的睡眠，然后看看他们的客观睡眠参数是否能预测他们白天的体验。结果是，客观睡眠参数并不能预测疲劳。

2019 年，在金瑞珠等人的研究（成均馆大学和斯坦福大学的联合项目）中，598 名失眠患者在夜间使用多导睡眠仪，来测量他们的客观睡眠参数，以下这些客观睡眠参数，没有一个与疲劳相关。

◎ 总睡眠时长

◎ 睡眠效率

◎ 睡眠启动后的觉醒（也就是，夜间觉醒时长）

◎ 浅睡眠、深睡眠，或者快速眼动睡眠的比例

是的，这些看起来与疲劳关系最明显的参数……实际上与疲劳都不相关。如果这是一个晚上的意外呢（发生在不到 600 人的身上）？由福捷-布罗许等人完成的一项加拿大的研究，观察了失眠被试 3 个晚上的多导睡眠仪数据，也发现了相同的结果：这 3 个晚上的睡眠量，无法预

测疲劳的水平。事实上，当两个研究都退后一步，去询问被试平时的睡眠时长（也就是，他们通常都睡多久），他们发现，平时睡眠时长更大的被试，更容易疲劳。

这并不一定意味着如果你睡得多，你就越累。在这个发现中，直接的因果关系并不明确，并且它很有可能反映出一个在习惯性睡眠时间更长和疲劳之下的一个共同的原因——也许是医学疾病，或者抑郁。但是现在，我们从这些研究中可以清楚看到：当我们去除偏见，去评估真实的睡眠，睡眠时长与疲劳水平并不相关。

那我在睡得很差之后感觉会更累，这只是我的想象吗？

不。你的疲劳体验非常真实。那么，科学证据显示睡眠时长与疲劳不相关，但是你的体验却显示睡不好时你会感觉更累，这样的矛盾令人难以置信，究竟是为什么呢？

1. 过度觉醒确实会让人更疲劳

在第5章，我们首次介绍了过度觉醒的概念：它发生在你的身体和大脑运转过度的时候。我们之前讲过那个由诺夫辛格等人完成的标志性脑功能成像研究，它揭示了失眠的人比睡眠健康人群拥有更高的夜间大脑新陈代谢水平。尽管这两组被试睡眠时长相同，失眠组的大脑在夜里工作更努力——它们被过度唤醒。当然，过度觉醒会让人更疲劳，就好像走上坡比走平地要让人更疲劳一样。让你精疲力尽的可能不一定跟你昨晚睡得有多少有关，但它很有可能跟过度觉醒有关。

2. 对睡眠的错误感知可能会带来更多疲劳

这一点也与过度觉醒有关。还记得第2章中，我给你介绍了对睡眠的错误感知——几乎所有失眠人群都有的，一种感知到的睡眠比实际睡眠少的体验。这是由过度觉醒导致的，它会让你的大脑把阶段 2 的睡眠感知为没有在睡觉，虽然阶段 2 睡眠确实是真的在睡觉，而且会占据一整夜里 50% 的时间。这个发现并不会出现在新闻头条里，但是我注意到，在福捷-布罗许的研究中，那些严重疲劳的失眠者，同时也是那些严重低估他们的睡眠时长的人，而那些疲劳程度较轻的失眠者，睡眠错误感知更少。事实上，有一些被试客观上睡得很差，甚至会高估其自身的睡眠时长，反而只有轻微的疲劳感。这表示睡眠的主观感知对疲劳的预测性，要远大于实际的睡眠时长。

3. 不规律的睡眠会让人更疲劳

当失眠者看到，根据睡眠日记，他们的平均睡眠时长比他们想的要长，通常都会很惊讶。这很容易理解，因为我们的记忆容易偏向最差劲的那一晚。但是，每晚稳定地获得 6.5 小时的睡眠，与有时候睡 8.5 小时，有时候睡 4.5 小时，是非常不一样的。如果你有失眠，那你很有可能会体验到后面这种情形。哈里斯等人在多伦多大学完成的一项研究发现，夜间睡眠围绕个人平均水平变化的程度，能够预测睡不好之后的疲劳。但是，他们也发现，不同人之间的对比，不管是平均每晚睡 5 小时还是 8 小时，都不能预测哪个人会感到更累。这说明，关键并不是总睡眠时长，而是一致性。

4. 睡眠与疲劳的关系中，经常有循环论证的逻辑错误，以及自我实现预言的陷阱

如果你坚定不移地相信，在白天感觉累是因为没有睡够，那么当你觉得累时，你就会推断那是因为你昨晚没有睡够。当有人问你，睡不够对你有什么影响时，你会说："睡不够会让我第二天很累。"

哈里斯的研究调查了思维方式在失眠严重程度和疲劳严重程度之间起到的动力作用。他们发现，失眠更严重的人倾向于有更多关于疲劳的思维反刍（例如，经常思考自己有多累，没有精力度过这一天，或者老是沉浸在疲劳感中），而且还有关于睡眠的"功能失调想法"（如失眠是灾难性的）。结果是，对疲劳的反刍，以及功能失调的睡眠信念，引起了更多的疲劳。这很合理，为疲劳和睡眠问题担忧是很累人的！频繁地把焦点放在自己有多疲劳上，会让疲劳过分地占据你的生活，放大它的糟糕体验，以及阻碍你去享受乐趣，这会让你对自己的睡眠感觉更差，让你更加过度觉醒，然后你的睡眠就变得更差。最后掉进自我实现预言的陷阱。

那到底是什么让我这么累？

现在我们知道，"其他问题"包括过度觉醒、对睡眠的错误感知、不稳定的睡眠，以及我们围绕睡眠或疲劳的思维方式。所有这些问题，都会让我们晚上失眠，白天疲劳。好消息是，如果你正在执行"再见失眠计划"（如睡眠巩固、逆转条件反射觉醒），你已经开始处理这些问题了。现在，让我们把注意力转向更多让我们疲劳的"其他问题"上。

过度觉醒
对睡眠的错误感知
不稳定的睡眠
思维方式

差劲的睡眠

感觉疲劳

要知道，可能造成疲劳的潜在来源有很多。以下是一个简短的清单，排名不分先后。

◎ 昼夜节律失调

◎ 久坐

◎ 抑郁

◎ 工作或家庭压力

◎ 来自种族主义或者其他歧视的压力

◎ 身为女性 ①

◎ 身体质量指数（BMI）高

◎ 炎症

◎ 贫血

◎ 激素紊乱

◎ 绝经、妊娠、生产（以及产后的几个月）

◎ 疾病（糖尿病、癌症、甲状腺疾病、自身免疫性疾病，等等）

◎ 医疗状况（化疗、透析，等等）

◎ 药物副作用（包括安眠药）

◎ 疼痛或者受伤

◎ 创伤，创伤后应激障碍

◎ 视疲劳

◎ 营养不良

◎ 物质使用（包括烟草、酒精、咖啡因）

如果你符合以上任何一种情况，那么你把所有的疲劳都怪在睡眠头上，可能并不公平。如果你符合多个情况，睡眠就几乎不可能是你疲劳

---

① 并没有足够的研究显示"作为女性"与更多的疲惫感相关，是否因为生理性别差距，或者是因为女性体验到的性别歧视、承担的免费劳动，以及更多的照顾任务。研究者让我很恼火，他们只肤浅地停留在"作为女性"这个层面做研究，就好像女性自带了什么引发疲劳的医学问题。

的罪魁祸首，也不是解决它的真正答案。这上面的每一条都值得用一本书（甚至一个图书馆）来描述和解释，而且大部分都超出了我们现在的工作范围。本书的第四部分会探讨创伤后应激障碍、更年期，以及疼痛等话题。不过现在，让我们先把目光集中在 3 种最常见的疲劳来源上。

昼夜节律失调

记得第 1 章中，我们聊到的昼夜节律系统吗？快速回忆一下：身体中的每一个生理过程都遵循一个大概 24 小时的时序模式，包括什么时候睡觉，什么时候醒来。这个复杂的系统由视交叉上核来决定。它就像你大脑里的指挥大师，确保一个大型交响乐团中，每一个不同的乐器的演奏都准时按节奏来。当你的视交叉上核知道现在的时间时，它就会很开心地发挥它的作用，让所有的生理过程，包括你的睡眠-觉醒节律，都按时发生。

"昼夜节律失调"是一个统称，它代指由于你的视交叉上核搞不清现在外面是什么时间，或者一天有多长，而产生的任何情况。这其实挺常见的，它经常发生在当你做以下这些事情的时候。①

◎ 做夜班或者倒班工作

◎ 跨时区旅行

◎ 一周中，总在不一样的时间起床或者入睡

◎ 在不规律的时间或不在饭点吃饭

◎ 在不规律的时间小睡

◎ 生来是个夜猫子，却生活在一个朝九晚五的环境中（或者反过来）

---

① 有一点很重要，这些情况在种族或少数族裔背景和低收入人群中更为常见。这是睡眠健康存在差异的一个很大的原因。少数群体和贫困群体出现睡眠问题的比例更高，在一定程度上导致他们其他身心健康问题的比例更高。

◎ 在白天花大量的时间在室内

◎ 白天久坐不动

当你的视交叉上核被这些情况所迷惑时，它就很难让你在晚上感到困倦，也很难让你在白天感到警觉而有活力。这些生物钟混乱、总待在洞穴里的生活方式，造成的影响巨大，但是经常被忽略，被人们认为是疲劳。我的很多病人——尤其是那些不认为自己天生是百灵鸟型的人——经常会惊讶于，把昼夜节律系统调回正轨，把白天照亮之后，他们有多么充满能量。

【要有光！】
如何拥有健康的昼夜节律系统

我们的祖先白天能得到充足的光照，晚上除了不会刺激视交叉上核的篝火暖光外，几乎没有光。如今，我们白天长期生活在昏暗的室内，而晚上却有充足的照明。所以，光照疗法可以帮我们启发史前人类的大脑，从很多方面改善我们的睡眠–觉醒节律健康，包括疲劳。以下这些方法可以让你从这个（几乎）免费的资源中获得更大的收益。

◎ 白天尽可能多地接触光照，尤其是清早醒来时。这并不是说要开着灯坐在房间里 ——人工照明并不能像太阳光一样有益。理想情况下，你可以有一些户外时间。英国的一项 40 多万人的研究发现，人们在户外待的时间越长，睡得越好，越不会感到疲劳，他们的情绪也会更好。在早上获得光照，甚至获得强光光照（例如，在白天的某个时候至少在阳光下待上几分钟）会对睡眠尤其有益！这实际上会让之后夜晚的深睡眠增加。如果你没有每天在户外至少待上 1 小时，尤其是当你没有生活或工作在一个明亮的、有大窗户的环境中，你可以在早上，花 20 分钟，使用一个加强蓝光的灯盒，或者头戴灯镜。

◎ 晚上把灯光调暗。生活在有户外人造强光社区的人，更容易睡得少、睡眠质量差。有些光你没办法控制，但是有一些你可以控制，比如把室内灯光在晚上调暗一些。通常，我建议你在睡觉前几个小时就把灯光调暗。例如，把你的手机和平板电脑设置到夜间模式，把顶灯切换到橘黄色的台灯，或者戴上防蓝光眼镜。这个思路就是要模仿只有篝火、没有阳光的夜间环境。我尤其推荐那些晚睡型生物节律的人（也就是夜猫子）这样做。

◎ 关键是白天和夜晚的对比差异。如果你喜欢在晚上看电视或者使用平板电脑，别着急，你不需要在太阳落山后完全戒掉电子屏幕。如果你在白天获得了很多的强光照射，晚上使用电子屏幕实际上不会影响你的夜间褪黑素水平或者困意。事实上，白天越明亮，晚上的灯光对你的影响就越小。这是因为白天和夜晚的对比差异，才是那个帮你大脑区分白天和夜晚的东西。最重要的，依然是在白天获得很多光照。如果你整天都在一个昏暗的环境中工作，没有机会出门或者使用灯盒，那就在晚上减少屏幕使用，或者戴上防蓝光眼镜。

额外提示：每天早上请在同一个时间起床，以及在规律的时间吃饭。选择一个现实可执行的起床时间，在一周内保持住（如果你想晚点起，早上的流程就要用点创意，想象怎么能给你自己争取一个更晚的起床时间）。不要不吃早饭，也不要不吃午饭。每天在同样的时间吃晚饭。最重要的是，通过离开床和吃早饭，让你的身体知道早晨什么时候开始启动。

久坐

在 1987 年的一项经典研究中，罗伯特·泰尔给被试一个糖块，或者告诉他们散步 10 分钟，然后让他们去记录在接下来的 2 小时内感觉到的精力水平、疲倦水平，以及紧张水平。你猜谁的感觉更好？在日常生活中，我们可能会吃点甜食，补充能量，但是研究发现，那些吃甜食的人更容易感到紧张、疲倦；去散步的人反而感到精力充沛，不那么疲惫。

当然并不一定是糖造成了紧张和疲倦，很有可能是吃零食让我们错过了散步的好处。数十年来，很多研究表明，久坐与更多的疲倦感相关，而增加身体活动量，能让我们感到更有活力。

这并不是说，你需要跑个马拉松或者去练高强度的全身健身。多项研究表明，低到中等强度的运动，对提升精力和降低疲劳是效果最好的。例如，2016 年的一项研究发现，之前久坐的大学生，在连续几周每周 3 次低强度的走路或慢跑（也就是，轻松到他们可以在慢跑过程中聊天的程度）之后，感觉不那么累了。研究者特意嘱咐他们，不要以跑得更快或者跑得更久为目标，而要把注意力放在"感觉好"上。而且，别担心自己不像是这个研究里 20 多岁的年轻人。其他关于中老年人的研究，也发现了相似的结论。

【动起来吧！】

让我们来做个增加体育活动的计划

1. 一周里面，选 3 个你想要活动起来的日子：＿＿＿＿＿＿，＿＿＿＿＿＿，和 ＿＿＿＿＿＿。

2. 选一个有意思的活动。（如果是户外或社交活动就更好了。）

◎ 散步

◎ 慢跑

◎ 骑自行车

◎ 园艺

◎ 游泳

◎ 跳舞

◎ 瑜伽或太极拳

◎ 照顾婴儿

◎ 组装宜家家居

◎ 购物

◎ 其他：＿＿＿＿＿＿＿

◎ 其他：＿＿＿＿＿＿＿

3. 在手机上给这 3 个活动设置提醒，或者现在就给朋友打电话约好下周一起活动的时间。在冰箱或卫生间镜子上贴上小贴纸提醒自己。

4. 选做：给自己买一个画着计划表的贴纸板，以及一些贴纸，记录你的体育活动。

抑郁

就算你没有抑郁，也请读一下。我曾经有位病人叫休，是一位年长的绅士，退休，妻子去世，但生活中有可爱的孙辈，充满着乐观的精神。休很快就改善了睡眠，但他仍然感觉非常累。在回顾探索了他的日常生活之后，我意识到，他正在经历人生第一次抑郁，而他自己还不知道。当我把这个想法告诉他时，休说："我很尊敬你，但是，我完全不是闷闷不乐、悲观、自怨自艾的人！"

但这并不是抑郁的真正含义。抑郁不是一种人格类型或世界观。它是大脑的一种生理状态，如果严重到一定程度，它会成为脑疾病。抑郁在每个人身上的表现都不一样：对一些人来说，他们的人生观变了；对另一些人，它更多在其身体上表现出来，如感觉身体沉重、移动缓慢……以及更疲劳。

在那项 2019 年斯坦福-成均馆大学的研究中，失眠并且严重疲劳的人在抑郁上的得分，几乎是失眠但只有轻度疲劳的人的两倍。既然这项研究中，所有人都失眠，我们知道他们疲劳感的差异跟失眠关系不大——主要原因是抑郁。这两者的联系，在加拿大福捷-布罗许等人的研究中更为显著。从疾病状态，到焦虑，再到职业等范围宽广的一系列因素中，除了年龄以外，抑郁是唯一一个能预测疲劳程度的因素。

你可能会想："可是我真的没有抑郁呀！"不过，严格来说，这个研究里的人也没有。研究者特意把达到抑郁症临床诊断水平的人剔除在研究以外。但是，抑郁症并不是非黑即白的。我们都在某些时候有抑郁的症状。这些症状包括：

◎ 感觉没有动力

◎ 感觉情绪低落、忧郁，觉得做什么事都没有意义

◎ 易怒

◎ 感到孤独

◎ 低自尊，不乐观

◎ 很难从挫折中恢复

◎ 对愉快的活动失去兴趣

◎ 感觉到更多自责和怨恨

◎ 缺乏社交或者创造力

◎ 对性生活失去兴趣

◎ 食欲不振或者暴饮暴食

◎ 难以集中注意力或做决定

◎ 比平常睡得少

◎ 感觉比以往更容易累

如果以上这些有符合你的，就像我的病人一样，你可能正在经历轻度的抑郁，这是极其普遍的。冬季白天变短、阴天变多的日子，或者压力事件、疾病、工作倦怠无聊、关系困扰、激素紊乱（包括经期），以及很多其他生理、心理、环境和社会变化中，抑郁是一种正常的反应。抑郁可能会让人感觉一直处在一个压抑、低落的状态，或者它可能会在长达数周的激烈较量中到来。如果你觉得自己可能有长期的，或者比轻度抑郁更严重的困扰，我强烈建议你去找一位心理医生、精神科医生，或者其他专注于心境障碍的心理健康专家。

同时，不管你抑郁的程度如何，有两个非常有效的方法，可以帮你提升情绪和精力——光照和运动。是的。你已经给自己安排好的体育活动和日间强光照射，恰好也是改善抑郁最好的几种疗法。

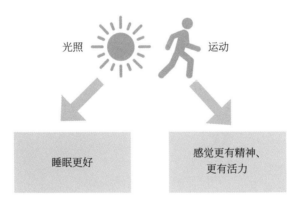

这位退休丧偶的老先生休，开始使用光照＋运动混合的生活方式。他早上会出门散步。他修好了自行车，周末去骑行。他主动要求去照顾他的孙辈。为了获得更多的户外时间，他甚至去当地的流浪狗救援中心报名做志愿者。我很高兴能告诉大家，之后他的生活真的活力满满。几年来，他从没感到如此精力充沛，他的睡眠也有了更大的改善。

继续睡眠重启

这部分跟第 5 章的结尾看起来很像，但请你仔细阅读，因为这里有一些针对你在现阶段旅途中的调整。

1. 睡眠限制和逆转条件反射觉醒进行得怎么样？

查看你的共识睡眠日记报告来评估你的进度。注意这些变量。

◎ 睡眠效率：理想情况下，这个变量的数值会变高，并且接近我们想要的 85%~95% 的区间。如果你持续在遵循你的睡眠巩固时间表（也就是，在最早上床时间之前不上床，在每日固定的起床时间起床），连续进行两周以上，你应该会看到睡眠效率的改变。

◎ 卧床时间：这个数值应该跟你在第 5 章计算出来的卧床时间非常接近。如果它明显更长，那就意味着你上床太早，或者起床太晚了。

◎ 入睡时长：一般来说，如果这个数值平均在 30 分钟以内，或者大部分晚上都在 30 分钟以内，就代表你像一个睡眠健康的人那样入睡了。如果还没有，你依然可能是上床过早，试试再迟 15~30 分钟的时间上床。另外，确保你每天还是在同样的起床时间起床！

◎ 夜间觉醒时长：如果你入睡没有困难，但是会在半夜醒过来很长时间，那么你在经历条件反射觉醒。当你在半夜感觉完全醒过来，或者体验到"思维奔逸"的时候，马上离开床。

◎ 总睡眠时长：这是现阶段最不重要的一个变量。它可能变长，可能变短，或者跟以前一样——这些情况都没有什么意义。这是最后一个发生变化的指标，它最不稳定，并且对你与睡眠的健康关系来说，它也是最没有意义的变量。所以，暂时先不用担心它。

2. 在逆转条件反射觉醒过程中，遇到的困难和解决办法

以下是在逆转条件反射觉醒过程中的一些常见困难。

◎ 没有电视就睡不着。很长时间以来，也许你已经养成在床上看电视的习惯，你甚至觉得，它能助你入眠。我依然想鼓励你，在另一个房间看电视，或者在沙发上或床上读一本书就更好了。如果经过一星期的认真尝试，你发现这完全不适合你，那就继续在床上看电视吧，不过要试着把屏幕亮度调低，确保设置了不超过 1 小时的闹钟提醒你睡觉。如果你看电视超过 1 小时才能入睡，那你就不该这么早去床上躺着。

◎ 半夜起床太难。我知道，待在床上很有吸引力，床上很舒服，而且你可能会重新睡着。但是，不管你醒着躺在床上时，能打多久瞌睡，如果它还伴随着"思维奔逸"或者对睡眠的焦躁，那么它就不值得你为它维持长期的条件反射觉醒。如果你觉得，你没有清醒或者焦躁到让你离开床的程度，并且在床上打盹儿还能让你得到休息，你可能体验到的是浅睡眠。这段时间，在你的睡眠日记上不应该被记为"清醒"的时间。

◎ 半夜起床让你更清醒。没关系！我们本来就不是为了制造更多的睡意。重点是，避免在床上长时间保持清醒，从而进一步巩固条件反射觉醒。如果起床让你更清醒，就用这个机会来享受这额外的与自己相处的时间吧。要知道，你正在一边积攒睡眠驱动力，一边教你的大脑在床上感觉困意。

◎ 在床上不做与睡眠无关的事情太难。我能理解，如果你家里的空间有限，只在床上睡觉是有困难的，但请你尽力做到区分"睡眠"模式和"活跃"模式。举个例子，如果你必须在卧室里学习，因为你的室友在客厅里打游戏，你可以试着在卧室的书桌前做这件

事（或者懒人沙发、扶手椅、地板上等），或者保持你的头在床尾那一端去学习。在活动时间把卧室顶灯打开，准备睡觉时再换成床头灯。如果你在床上跟孩子一起玩耍，你可以播放一首活泼的乐曲，快到睡觉时间的时候，再换成舒缓、平静的音乐。

3. 更新你的卧床时间

继续！现在你已经到睡眠重启的第 3 周了，我们会根据情况调整你的卧床时间。以下是具体做法。

◎ 查看上一周的平均睡眠效率。

◎ 如果在 90% 以上，你接下来的一周可以拥有更多卧床时间。简单地在你之前的卧床时间上增加 15~30 分钟就可以。这意味着你可以早上床 15~30 分钟，或者晚起 15~30 分钟，或者随你划分 15~30 分钟到卧床时间。你要记得在接下来一周，每天都在同一时间起床。

◎ 如果在 85%~90% 之间，先稳住不动，维持你在第 5 章设计的时间表。再给它一周的时间，看看当你增加了本章的白天或夜晚技巧之后，进展如何。

◎ 如果在 85% 以下，查看第 5 章的问题解决小贴士，看看你需要做哪些改变。你需要继续维持第 5 章的时间表。再坚持一下！你已经与失眠斗争这么多年了，再多两到三周的训练又能怎样呢？

接下来这一周做什么

你需要继续睡眠重启，现在睡眠重启有了 3 个主要组成部分：睡眠巩固、逆转条件反射觉醒，以及开始你的"光照 + 运动计划"。总体来说，你需要做的是：

(1) 每天在规律的起床时间起床：_____（输入新的起床时间）。

(2) 在最早上床时间之前不上床：_____（输入上面计算出的最早上床时间），在最早上床时间之后，困了再上床。

(3) 不要在前一晚睡不好之后，用睡懒觉或者早上床来"弥补"。换句话说，不管你睡得怎么样，在最早上床时间之前，你都不能上床，你必须在起床时间起床。如果你的睡眠效率在 90% 以上，白天很困的话，你就可以给你自己安排一个 20 分钟的午睡了。

(4) 在床上除了睡觉外，不做其他事。不过，性生活和睡前读书是可以的。

(5) 如果你睡不着（或者醒来无法重新入睡），离开床，做点儿有意思的事。不要待在床上，或者努力试图睡着。

(6) 使用第 6 章的工作表来开始你的光照 + 运动的日常计划：
　　◎ 让你的白天更亮，夜晚更暗，白天和夜晚更加分明。
　　◎ 白天活动起来，最好是在户外，每周 3 次。

本章小结

◎ 疲劳是失眠最常见的表现，通常也是最令人讨厌的。

◎ 可能你会感到惊讶，你总共睡了多久跟你白天多累并不相关。

　- 但是白天和晚上体验到过度觉醒，确实会让你更累。

　- 睡眠时长或质量经常发生很大改变。

　- 对睡眠的错误感知，以及对睡眠或疲劳问题不停地思考反刍（在失眠人群中很常见）也会让你更累。

◎ 有很多因素都会影响我们白天的疲劳感，包括这 3 种常见因素。

　- 昼夜节律失调：你的昼夜节律生物钟被搞糊涂了，因为你的生活作息不规律，或者白天接触的光照太少。

- 久坐：身体活动量太少会让我们更累。

- 抑郁：就算你不认为你有"真正"的抑郁困扰，一些轻度抑郁的症状也会阻碍你发挥出正常的活力水平。

◎ 应对这些疲劳的影响因素，有两种最有效的方法，就是光照和运动。

- 光照——在白天尽可能多地接触光照，在晚上减少光照；确保你的生活环境中，白天和夜晚对比分明，明亮度差别越大越好。

- 运动——动起来！就算是 20 分钟的低到中等强度运动（比如散步）就可以对你的疲劳（以及抑郁和睡眠）产生影响。

◎ 这一周，你可以继续睡眠重启，根据你上周的睡眠日记数据，重新计算卧床时间。你还需要继续逆转条件反射觉醒，以及开始"光照 + 运动计划"。

◎ 记得每天都要记录睡眠日记！

第 7 章　想法垃圾桶：

白天还可以做什么，让夜晚的大脑安静下来

在失眠症患者中，没有哪种体验比"停不下来的大脑"更普遍了——它在黑暗中出现，长出黏糊糊的触角；它的吸力是如此强大，不管你与它辩论还是威胁它，都不能让你挣脱它的束缚。这种"停不下来的大脑"可以包括任何一种或所有这些种类的想法——积极的、消极的、中立的、奇怪的、无聊的、焦虑的，等等。但是，每个人都有一个共同的想法，就是想知道怎样才能关掉它。如果你知道怎么做，就再也不会失眠了，对吗？是不是应该喝点儿洋甘菊茶？减慢你的呼吸？想象你的开心场景？很努力地集中注意力，来清空大脑？（你还试过哪些办法？）

没有。我很遗憾——这本书不会教你如何"关掉"大脑，因为这是不可能的，"清空大脑"也是不可能的。来，让我们试一试，请尽一切努力，不要去想一只粉色带波点图案的大象。不要想！发生了什么？所以，告诉自己"不要去担心还没出来的考试成绩"，或者"不要再想 10 年前你讲的那句尴尬的话"，或者"大脑，给我闭嘴！"是不管用的。

那么，因为没有关机按钮，我们将注定永远，持续不断地、随机地被夜晚过度活跃的大脑攻击吗？也不是。我们不能强行让大脑关机，但

是我们可以教它知道，"行动"模式和"放下"模式的区别，并且让它可以在晚上轻易地在这两种模式中切换，而不需要你纠结和对抗。具体来说，有3种主要方法，可以帮你的大脑在夜里"放下"。

（1）增加睡眠驱动力。通常，让你一直醒着的，并不是你停不下来的大脑——而是因为你醒着，你的大脑才停不下来。换句话说，如果你足够困，就没有空间让你的大脑想这想那，因为你的大脑已经被困意填满了。从第4章到现在，你已经开始为增加睡眠驱动力做努力了。

（2）降低条件反射觉醒。如果你的大脑并没有形成一到床上就开工的习惯（条件反射觉醒），那么，由一条单独的想法，吸取能量，演变成一个想法旋风，这种可能性就会小得多。从第5章开始，你已经开始在为降低条件反射觉醒做努力了。

（3）降低其他种类的觉醒。这类"其他"觉醒是关于我们在醒着的时候发生的事情，本书接下来的部分将会聚焦在这些内容上。在这一章，我们会开始铲除那些白天发生的、特别容易让夜间大脑停不下来的觉醒的来源。

白天的行为如何影响晚上停不下来的大脑？

当我们作为一个社会整体来谈论睡眠的时候，我们通常关注的是晚上——要怎么做才能入睡、维持睡眠、睡得更香等。但是，白天发生的事情，占据慢性失眠影响因素的一半以上。让我们一起来看看以下这3种，发生在白天或傍晚，为夜晚的失眠"添砖加瓦"的影响因素。

1. 白天缺少休息。

2. 白天缺少"消化"想法的机会。

3. 缺少睡前的过渡时间。

影响因素 1：白天缺少休息

作为一个有孩子的人，一个职业人士和一个有众多兴趣爱好的人，我知道整天都处于"行动"模式是什么感觉——做计划、调整策略、学习、解决问题、同时处理多项工作、危机管理。你的那种"快点快点快点"的思维状态，可能并不是来自孩子或者工作压力，但是我打赌，你会经常感觉自己像屁股着火一样，迫切地想要效率更高。事实上，我们可以快速做一个思想实验：想象从现在开始，你不可以做任何有意义的事情——就连读这本书，或者叠衣服都不行——持续一整个小时。你即时的情绪反应是什么？

如果你的第一反应是如释重负或欢欣鼓舞，那么恭喜你，你还没有被我们剥削压迫的文化① 绑架。但如果你跟我 90% 以上的企业研讨会参与者一样，你会感到一丝焦虑或内疚。（"这是什么意思，什么也不做吗？那我自己待着要做什么呢？"看到了吗，你又一次这样想了——你无法放下行动。）

这跟睡眠有什么关系呢？想想人类祖先，毕竟我们的一切生理结构都是从他们那里遗传来的。如果他们整天都在做事情和在做事情的路上，这意味着什么呢？这意味着，附近一定有老虎在跟踪他们，因为如果不是这样，他们为什么不停下来休息呢？如果他们完成了早晨的狩猎，视线范围内都是安全的，他们就会懒洋洋地躺着，吃点儿零食，在洞穴壁上画画，给彼此梳理毛发。我们对工作效率的迷恋，到底在给我们已经长期处于过度觉醒的身体和大脑，发出什么样的信号呢？我们在说："老虎一直跟在我们身后！"如果真有一只老虎跟着我们，那毫不夸张地说，

---

① 这指的是由资本主义所推动的、一直在生产和消费的文化，衡量每个人的价值标准都以他的经济产出或潜力为基准。

睡着那一刻就是我们的死期。你的身体和大脑，难以在晚上切换到"放下"模式，就不足为奇了。

现在，对自己诚实些——你什么时候休息？我的意思是，真正的休息——不是在电视机前"休闲一下"，被动地接收其他人故事的刺激；不是在客户会议间隙吃点儿薯片；不是一边洗碗一边听最新一期的政治类播客。你什么时候才能真正给你的身体和灵魂补充能量？

【快速讲一下看电视（以及打游戏、社交媒体等）】

别误会，使用媒体并不全是坏处。我个人是电视和电影的爱好者，我也好几次连着看过几季的电视剧——是的，我不止一次把《绝命毒师》一口气看完。但这并不一定是真正的休息。问问你自己这些问题。

◎ 今晚我看了 3 个小时的电视，是因为我的思想和灵魂还在持续从中获得活力，还是因为我感到又累又无聊？在看了几个小时电视后，我是真的不那么累，或者不那么无聊了吗？

◎ 电子游戏是否妨碍了我现实生活中的人际关系？我的家人是否希望我多花点儿时间跟他们在一起？我的身体是否需要我花多点儿时间来照顾？

◎ 花了一个小时刷朋友圈、抖音，我感觉更好了吗？无论在身体上、心理上，还是灵魂上？

◎ 看了一个短视频，这是我做的有意识的决定吗？还是看了一个视频之后它就自动播放起了下一个？

试着挑战一下自己，把你被动使用媒体的时间拿出 25% 来，简简单单地跟自己待在一起，看看有什么其他感觉、想法、渴望会浮现出来。

做什么更有益

朱迪是一位企业家，也是 3 个青春期孩子的妈妈。在失眠治疗的过程中，她恰好跟朋友去参加了一场闺蜜旅行。她回来后感到很迷惑。她说："我跟闺蜜在查尔斯顿旅行的时候，睡得非常好，但是一回来，我立刻就失眠了。"当我问到，她是如何得知自己在旅途中睡得更好，她实事求是地回答说："因为白天我感觉清爽有活力，所以我肯定晚上睡得不错。"从第 6 章中，我们已经知道，她的假设是错误的——前一天睡得怎么样可能并不是决定你今天感受的主要因素。事实上，当我们去查看她的睡眠日记，她在休假旅行期间，与在家时候的睡眠数据（总睡眠时长，睡眠效率，夜间觉醒次数等）几乎是一样的。她在休假旅行的时候，实际上还睡得少一些，因为她会跟朋友聚会到很晚。

如果不是睡得更多，那是什么让她在查尔斯顿感觉这么好呢？原来，她跟朋友一起大笑、玩游戏、听音乐、在城市中逛来逛去、坐帆船游玩，还有一位帅气的船长伴随……期间，她没有查看工作邮箱，或者解决家里的事情。换句话说，她得到了真正的休息。

真正的休息，能让你的身体和心灵恢复活力。它不是以目标为导向，并且通常，你无法计量你在休息结束后获得的成果。就算没有在休假旅行，我们也能休息。它可能是这样的形态。

◎ 散步

◎ 做白日梦

◎ 阅读

◎ 看小动物

◎ 听音乐

◎ 演奏音乐

◎ 拉伸

◎ 编织

◎ 聊天

◎ 泡澡

◎ 美甲，美发

◎ 给小鸟搭个窝

◎ 拥抱所爱之人

◎ 涂鸦

◎ 观察一片叶子

◎ 在门廊上喝杯咖啡

◎ 做蛋糕

◎ 翻看老照片

你还不确定真正的休息是什么意思？回忆一下你的童年。你为什么会玩过家家，在土里挖洞？不是因为你应该这么做。如果你问一个孩子，他们会说："不知道，我就是想这么玩儿。"能让成年的你有这种感觉的，可能就是真正的休息。

不管你现在有多少休息的时间……将它乘以二，或者乘以三。你可能会抗拒："我没有那么多时间来休息！我已经够忙的了。"我很能理解，但是我打赌，如果你愿意想办法，你也许会发现，可以用音乐和拉伸来代替晚饭后看新闻的习惯。或者，你的孩子可以少参加一项课外活动，这样你就能用接送他们的时间一起去散个步。又或者，你可以每周少做一顿饭，用超市买的冷冻意大利面来代替，这样你就可以跟小狗一起玩一会儿了。我们会做任何自己重视的事情。我们只是一直被教导，要把休息的优先级往后排，就好像它是没用的，只是在追求"高效率"时缝隙里的空白时间。学着重新爱护它、重视它吧，就算一开始，你需要监督着自己去做。

保持平静，休息一下！让我们来做一些休息计划

1. 选择工作日中，一个 5~30 分钟的时间窗口，让自己休息：_____

_____

2. 选择非工作日中，一个 5~30 分钟的时间窗口，让自己休息：_____

_____

3. 你要做些什么来休息？（试试看电视或刷社交媒体以外的选项。）

◎ _____

◎ _____

◎ _____

◎ _____

在手机上设置每日提醒闹钟，在你计划的时间去做这些活动。

【A 型人格的人怎么做】

如果想到有一个小时的时间什么也不做，让你紧张起来，那就去康复中心休息一周。

◎ 每天都在日程表上安排一个小时用来休息，但可以把它看作是一个工作会议（例如，在团队共享日历上设置一个事件，把自己的状态设为"忙碌"）。你不会错过它，因为它是一个"工作会议"。谁也不用知道你到底在忙什么，但是你自己知道，你在忙着休息。

◎ 在"工作时间"和"下班时间"之间，树起一道坚固的边界。如你的工作时间是朝九晚五，下班后让你的手机停止推送工作邮件提醒。不要打开笔记本电脑。如果你感到忍不住想工作，搓搓手指，克服这个戒断症状。

◎ 每天拒绝一项要求，不管是个人生活中还是职业生活中的要求。对着镜子，练习如何坚定而友好地说"不"；或者试着打份拒绝

别人的邮件。

◎ 拥抱无聊。重新熟悉这种感觉。不要自动地用一些富有成效的"正经事"把它填满，看看无聊的感受会将你带向何方。你可以在纸上涂鸦乱画，或者在公园里观察别人，或者就那么简单地呼吸着。

影响因素 2：白天缺少"消化"想法的机会

在你的一天中，有固定时间用来消化处理想法吗？让我换个表述方式：你在什么时候，可以回想那些重要或快乐的事情，想想那些充满回忆的地方和情景，与你担心却没办法掌控的事情和解，畅想美好的未来，或者让你的好奇心和创造力指引你去任何地方？如果你有记日记的习惯，或者每天都在做心理咨询师留给你的作业，你可能已经在做这样的"消化"了。

但是，我猜大部分人过日子都是处于"自动驾驶模式"上，只有在需要完成手头的工作，或者为之后的事情做计划的时候，才会停下来思考。也许，你的大脑一直都在处理想法，却一直漫无目的地转圈圈……你的脑中总有一个噪音在嗡嗡作响，但是你很少全身心地投入到最有趣或最令人担忧的想法中。同时，你的想法一直不停地在试图获得你的关注，像个小朋友一样拽着你的袖子，有重要的东西想要给你看。你一直把它们推开，你在处理别的事情，让它们等一等，直到……

你关上了最后一盏灯，躺下把头放在了枕头上。周围很安静，一片漆黑。终于，没有事情打扰你了。突然，耶！那些重要的想法兴奋了起来，终于轮到它们了。也该是时候了！让我们用最快的速度，把那些想法、担忧、情感宣泄、随机的记忆，都释放出来吧！然后它就开始了——停不下来的大脑。

做什么更有益

如果你在白天或傍晚，给自己一个合理的消化想法的时间，它们就不会在夜晚，来到你的脑海里大闹一场。解决办法很简单：确保你在白天有专门的一段时间，来全身心地关注你的想法。以下是一些选项。

◎ 记日记。不要期待自己会写出大师级的散文，这样想只会让你拖延。就让你的日记成为一个你可以倾倒自己意识产物的地方。如果你不想看自己写得有多差，完全可以把写出来的东西立刻烧掉。

◎ 投入地去做个人祈祷。如果祈祷已经是你精神生活的一部分，并且让你获得了诚实面对自己想法、恐惧、快乐、希望……的机会，多做一些吧！集体祈祷也很棒，但是这种方式并不总是能允许你将自己内心的想法完全展现出来，所以，确保你每天也有自己一个人祈祷的时间。

◎ 长时间散步。让你的思想跟着你的脚步去游荡。散步的时候，你可以把你的想法大声说给自己听。如果可以，散步时间尽量超过20分钟。

◎ 制作一个想法垃圾桶。这个方法尤其适合那些容易担心或者反刍的人。如果你有猫，你就知道，一定要在家里准备一个猫砂盆，不然家具上都是猫的粪便。我们的大脑也很像猫——敏捷、有趣，还喜欢在没有指定的地方上厕所。给你那喜欢担心的大脑一个垃圾桶吧：教会它只能在你指定的时间上厕所，而不是随时随地都能倾倒想法。你会惊讶地发现，你的大脑就像小猫一样，很喜欢这样的边界设置。这个方法并不是对所有人都适用，但是如果它适用于你，就会像魔法一样起到神奇的效果。请看下方指导。

【如何制作一个想法垃圾桶】

◎ 每天拿出 30 分钟的时间：从_____到_____。如果很难每天挤出这么多不被打扰的时间，你可以将它与一个不费脑子的活动一起做（例如，傍晚的通勤时间，洗碗的时候）。

◎ 在这个想法垃圾桶的时间内，尽可能去担忧个够。不用试图说服自己不去担忧，或者"积极一点儿"。让你的担心尽情发挥，把最可怕的可能性全都展示出来。

◎ 在这半个小时的结尾，跟自己说："明天见，我担忧的一切想法。"把你的注意力转向接下来你要做的任何事情上（如做饭、陪孩子或宠物、工作）。

◎ 在你指定的这半小时之外，把担忧的想法推迟到下一个想法垃圾桶的时间。轻轻地提醒自己，现在并不是担忧的时候，安心等着，你会在明天或之后做的。

选做：在你的想法垃圾桶时间，写下你的担忧，将它们归为两类："能控制"和"不能控制"。在"能控制"那一栏，写下你的下一步行动是什么（例如，今天就去打电话预约）。对那些在"不能控制"一栏的想法，允许自己尽情地担心，想怎么担心就怎么担心，直到时间结束。特意去担心，这看起来可能是反直觉的，但是它的意义在于，把那些"不能控制"的事情，在这个指定的担忧时间里，表达、宣泄出来。

小贴士：你可以把"担忧"替换成任意一种想法。你可以把你的想法垃圾桶用于思维反刍、自我怀疑、自责、过度做计划、后悔、想到绝妙的句子来还嘴但是已经太迟了、不停地在脑海中播放一个旋律——所有这些在夜间难以关闭、阻碍你的思考过程都可以。

影响因素 3：睡前未能充分放松身心

如果你在高速公路上以 120 公里 / 小时的速度开着车，你不能期待自己在出口处直接停下来。你必须在停车路牌出现之前就开始主动减速，不然你会直接开车越过它，冲进交叉路口。与此相似，你必须在上床时间之前就开始从行动模式切换到放下模式，帮助你的身体和大脑平静下来，为睡眠做准备。如果你在身体和精神上都很活跃，带着这种过度觉醒的状态上床，你就又是在教大脑产生更多的条件反射觉醒。

做什么更有益

有很多种方法可以让你在睡前放松下来，但是当你把它放进日常安排中，你需要参考以下这些原则。

给自己一个清晰的信号，代表今天的工作时间已经结束了

也许晚上 8:00 把笔记本电脑啪的一声合上就是那个信号，之后，你完全不要去想工作的事，甚至连新闻都不看。也许在晚上 9:00 关上房子的主灯也是那个信号，仅仅留着你喜欢的台灯来阅读，或者护肤。这个信号还可以在晚上 10:00，你的手机闹钟会提醒你，把手上的杂事收收尾，换上睡衣，在这之后，任何需要做的事情都等到明天再说。如果你持续这样做，你的大脑就能学会，在这个信号之后平静下来，自动开始全身放松的过程。

在信号出现后，给自己制定一个大致规律的入睡流程

不要把这个流程搞得太精细或者太严格！我们不需要来场睡前演习。在睡前一小时左右，养成有规律的睡前习惯，是很有帮助的。这可以让你的大脑继续形成条件反射，自动地开始唤醒。也许你每天晚间的活动都不一样，但总会在最后留出 5 分钟来拉伸一下，梳梳头发。或者，你会把第二天的午饭准备好，然后跟你的伴侣依偎在一起。也许你总是会在熄灯前阅读，或者祈祷。

睡前放松的时候，做些让自己快乐的事情

如果你还在做那些待办清单上的事，你就太过于目标导向了。做点儿没有产出但对自己有意义的事情吧，比如听听音乐[1]，泡泡脚，撸撸猫，护护肤，对自己好一点儿。用你的五感来享受当下。你在从行动转向存在。

不要强迫自己

这是最重要的一个原则。你的睡前放松过程不应该是一个锤子，要把觉醒给锤扁。它只是轻柔地邀请睡眠前来。这样的邀请并不总是能得到回应，这没关系。为此生气，或者试图抓住睡眠，会把睡眠推得更远。如果你在睡前流程即将结束时依然不困，继续阅读、拉伸、看电视，或者做点其他让你开心的事（不在床上）就好，直到你开始感觉困。

我的病人经常会问到运动。你可能听说过，睡前几个小时内运动会让人过于兴奋，对睡眠产生负面影响。忘记这一点吧。除非你刚参加完综合格斗比赛就去睡觉，否则你不太可能会过度刺激到自己。事实上，运动对睡眠是有好处的，这些好处包括增加深睡眠。再说，我们的生活已经过分静止了，与其担心时间不合适，我宁愿你在任何方便的时间去运动，而并非担心时机是否合适。

规矩就是用来打破的

有时候，我们没办法拥有一个"完美"的睡前流程，你应根据需要去调整它，实际上这样更好。举例来说，我的睡前流程是这样的。

---

[1] 研究者已经发现，听一些舒缓的音乐可以减少夜间觉醒时长。终于有跟我们的直觉一致的结论了！

◎ 晚上 7: 30　把孩子放上床, 终于可以松一口气, 感到强烈的放松感, 像烂泥一样瘫在沙发上

◎ 晚上 7: 45　开着电视做背景音, 做理疗和家务

◎ 晚上 8: 30~10: 30　写书或文章

◎ 晚上 10: 30　处理个人卫生

◎ 晚上 10: 45　躺在床上听电子书, 关灯

你会注意到, 我晚上的 3 个多小时中, 有两个小时都在写作, 这是一个非常目标导向的活动, 而且实际上是违反我自己制定的"规则"的。但是我热爱写作! 如果不让我写作, 我会坐立难安, 结果就是躺在床上, 满脑子盘悬着那些本可以写下来的点子。我在以我自己的方式遵循以上的原则: 我"结束一天"的信号, 是把孩子放上床, 接下来固定的流程包括做家务、写作和处理个人卫生, 并且我睡前时间里的活动几乎都是让我开心的。

这里的重点, 不是要想出一个"完美"且能最大化放松的睡前流程, 而是要享受你的夜晚时间, 告诉你的大脑, "一切都很好, 很安全"。

【设计你的睡前流程】

1. 这一天的"行动"模式, 在这个时间结束:_____。在这个时间, 我切换到"存在"模式的信号是_____(如手机上轻轻地提醒)。

2. 在这个信号之后, 我会把这些事放进我的睡前流程中。

◎ 个人卫生

◎ 护肤或者护发

◎ 喝花草茶

◎ 阅读

◎ 跟伴侣 / 孩子 / 朋友聊天

◎ 抱抱我的宠物

◎ 搭配好明天要穿的衣服

◎ 听音乐

◎ 冥想

◎ 拉伸

◎ 闲待着

◎ 其他：＿＿＿＿＿＿

◎ 其他：＿＿＿＿＿＿

3. 当我困了，我就去床上；但是如果我又醒过来，或者感觉自己在努力入睡，那我就不会继续待在床上。

继续你的睡眠重启

你已经对这部分很熟悉了。让我们来看看你这周做得怎么样！

1. 睡眠巩固以及逆转条件反射，进行得怎么样？

查看你的共识睡眠日记报告，来评估你的进展。注意这些数据。

◎ 睡眠效率：如果你连续两周以上，一直在坚持执行你的睡眠巩固时间表，并且还在继续逆转条件反射觉醒（也就是，将床只用于睡眠，如果睡不着就离开床），你应该已经达到或者接近85%~95%的理想区间了。

◎ 卧床时间：这个时间应该非常接近你在第6章计算出来的卧床时

间。如果明显比卧床时间长，那说明你不应该那么早上床，或者不应该那么晚起床。

◎ 入睡时长：通常，如果这个变量的平均值低于 30 分钟，或者在大部分晚上都低于 30 分钟，你的入睡时长就跟睡眠健康的人没什么两样。如果不是，那么你很有可能还是上床太早了。试试晚 15~30 分钟再上床。而且，确保你每天都在同一个时间起床！

◎ 夜间觉醒时长：跟上面一样。继续，晚上在床上开始觉得完全清醒，或者"脑子停不下来"的时候，就离开床。

◎ 总睡眠时长：这是现阶段最不重要的一个变量。它可能变长或变短，或者跟以前一样——这些情况都没有什么意义。这是最后一个发生变化的变量，它最不稳定，对你与睡眠的健康关系来说，它也是最没有意义的变量。所以，暂时不用担心它。

2. 在"光照＋运动计划"中，遇到的困难和解决办法

有时候，就算我们很想要做到，也很难把光照＋运动的计划贯彻执行。以下是一些常见的阻碍。

◎ 你忘记去做计划好的运动，或者很难找到时间去做。错过了计划好的体育活动很容易，尤其是如果你已经习惯了久坐，或者你的环境本身就光照很少。试试看，也许每当完成了计划上的活动，你可以用一个奖励（例如，你最喜欢的电视剧，一个甜点，或者一次泡泡浴）来激励你自己。还有更好的办法，你可以把你的活动计划与社交重叠起来，比如约上朋友一起去散步。

◎ 你感觉没有动力去做这些运动。缺乏活力是实际存在的现象，如果你有一点儿抑郁的迹象，就更是如此了。这里的关键是，不要等到你感觉有动力时才去做事情——你可能永远等不来！你必须

去做事情，才能感觉更好，给你自己增加一些动力。只要你强迫自己完成前面的几步，你就会进入一个正向循环。

◎ **你在白天没办法出门。**没关系，我们可以调整一下。你可以在工位或者厨房台子上放个灯箱，或者你可以在早上佩戴护目镜。早上 20 分钟的光照就会有很大的作用！

3. 更新你的卧床时间

继续！现在你已经到睡眠重启的第 4 周了，我们会根据情况来调整你的卧床时间。以下是具体做法。

◎ 查看上一周的平均睡眠效率。

◎ 如果在 90% 以上，接下来的一周你可以拥有更多的卧床时间。简单地在你之前的卧床时间上增加 15 分钟就可以。这意味着你可以早上床 15 分钟，或者晚起 15 分钟。记得你要在接下来一周，每天都在同一时间起床，赖床或者"灵活调整时间"不能超过一个小时。

◎ 如果在 85%~90% 之间，让我们先稳住不动，维持你在第 6 章设计的时间表……如果你感到非常困，你可以比计划的时间更早上床。这不是说你可以早两个小时。差不多提前 30 分钟的样子是可以的，或者只有当你非常确定你很困的时候。

◎ 如果在 85% 以下，查看第 5 章、第 6 章和本章的解决问题小技巧。如果你一直在坚持按照指导来执行，下周你就应该能看到 85% 以上的睡眠效率了。这是我最后一次说："继续坚持一下"之后我们就会放开睡眠巩固，把重点移到其他方法上。

接下来这一周做什么

你需要继续睡眠重启，现在睡眠重启有了 4 个主要组成部分：一是睡眠巩固，二是逆转条件反射觉醒，三是继续你的"光照 + 运动计划"，四是在白天降低其他觉醒。总体来说，你需要做的是：

（1）每天在规律的起床时间起床：_____（输入新的起床时间）。

（2）在最早上床时间之前不上床：_____（输入上面计算出的新的最早上床时间）。在最早上床时间之后，困了再上床。

（3）不要补觉，或者赖床。如果你的睡眠效率在 90% 以上，或者如果发生了一些外在情况，将你的睡眠时间大幅缩短（例如，需要在凌晨 4:30 开车送你的伴侣去机场），感觉很困的话，你可以给自己安排一个 30 分钟的午睡。

（4）在床上除了睡觉外，不做任何别的事情。不过，性生活和睡前读书娱乐是可以的。

（5）如果你睡不着（或者醒来无法重新睡着），离开床，然后做点有意思的事。不要待在床上，或者努力试图睡着。

（6）使用你第 6 章的工作表来开始你的光照 + 运动的日常计划。

◎ 让你的白天更亮，夜晚更暗，白天和夜晚更加分明。
◎ 在白天活动起来，最好是在户外，每周 3 次。

（7）使用你第 7 章的工作表，开始你白天的降低觉醒计划。

◎ 制作想法垃圾桶（如果这招不管用，试试散步或者记日记）。
◎ 把休息放进日程表中。

◎ 给自己设计睡前流程。

本章小结

◎ "大脑停不下来"通常是失眠最让人感到挫败的一个现象。通过提高睡眠驱动力，降低条件反射觉醒，你已经在让大脑安静下来的路上了。

◎ 让停不下来的大脑继续学习"放下"，你需要在白天做一些改变。

- 在白天，给你的大脑一个机会来消化想法。

- 在白天，给你自己足够的休息时间。

- 在睡前，给你自己一个合理的放松时间。

◎ 在这一周，你将继续睡眠重启，根据上周的睡眠日记数据，重新计算新的卧床时间。你还会继续逆转条件反射觉醒，参与光照 + 运动日程，并且利用这周的工作表（如想法垃圾桶），让夜晚停不下来的大脑安静下来。

◎ 记得每天都要记录睡眠日记！

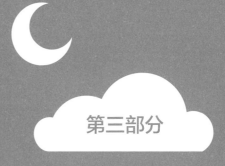

第三部分

深入探索与睡眠的关系

第 8 章　自我实现预言：

有关失眠的想法是如何为失眠提供能量的

凯经常会在半夜醒来，难以重新入睡。他会躺在那，使出吃奶的力气来放松，但是依然睡不着。他不停地看表，计算这一夜还剩多长时间，想想明天将会是多么可怕的一天。他会在黑暗中绝望地发问："我睡得这么少，怎么才能正常生活下去呢？"最终，他会在不知不觉中睡着，然后感觉立刻就被闹钟叫醒了。他把自己从床上拽起来，想着失眠可能会要了他的命。而且，做任何事情的阻力好像都变大了，比如规律地去健身房，因为他现在觉得自己没办法振作精神。他感觉易怒、怨气重重、没有希望。当然，他还很累。

现在是凌晨 3:00。没有任何缘由，你醒了。马上你就知道，你并不只是模糊地意识到周围的事物……你真的很清醒。第一个进入你脑海的念头是什么？

◎ 哦，不要啊……

◎ 又来了。

◎ 我到底怎么了？

◎ 我明天什么也干不了了。

◎ 烦死了，我讨厌夜里醒过来。

◎ 我今天该做的事情都做了，为什么我还是醒着？

◎ 为什么偏偏是我？别人都不需要经历这些。

◎ 如果我能在 15 分钟内睡着，我就还剩下 3.75 小时可以睡，这意味着我今晚总共能睡 2.75+3.75=6.5 小时，这比我需要的睡眠少了 18.75%。这可不行，因为我已经连着两天每天只睡 6.75 小时了，这意味着我的睡眠债务会有（8-6.75）× 2+（8-6.5）……

当你产生这样的想法时，你的感受如何？有时候，这些想法会转瞬即逝，你可以轻易地不理它。但是如果你和我的失眠诊所里大部分患者一样，这些想法会经常让你感觉：

◎ 挫败

◎ 焦虑

◎ 怨恨

◎ 愤怒

◎ 绝望

◎ 意志消沉

这些感受里，有哪一种能帮你重新入睡吗？有哪一种能帮你在第二天感觉充满活力，或者开心吗？还是，它们会孵化出更多令人讨厌的感觉和更多盘旋在脑海中的想法，所以给你最好的结果，是最终能迷迷糊糊地回到让人生气的半睡半醒中，而最差的结果，是你越陷越深，这一晚上都要失眠了。这就是失眠想法的自我实现预言。在这个残酷的、希腊悲剧式的思维陷阱里，我们对失眠的认知想法，会反过来成为让失眠持续下去的最佳燃料。

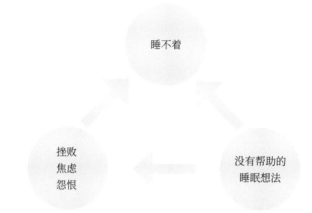

这不只适用于我们晚上的想法。你在白天是否有过这些想法？

◎ "我的生活都被失眠给毁了。"

◎ "失眠正在慢慢地要我的命。"

◎ "我不能再这样下去了。"

◎ "我的睡眠永远好不了了。"

◎ "我的身体（或者我的大脑、我的睡眠）背叛了我。"

◎ "生孩子（或者输入其他生活事件）之后，我的睡眠就再也好不了了。"

◎ "如果不是失眠，我一定可以做到_____"（输入你高度渴求的活动）

◎ "我没办法去安排这场旅行（或者聚会、项目等）因为我睡得这么差，我无法好好地享受它。"

这些想法会让你和睡眠的关系变得温暖而舒心吗？还是会增加你的

压力，加剧你的挫败感，给你的焦虑煽风点火，加重你每天的精神负担？最重要的是，这些想法会让你的生活更加丰富，还是让你的精神和情绪空间里挤满焦虑？

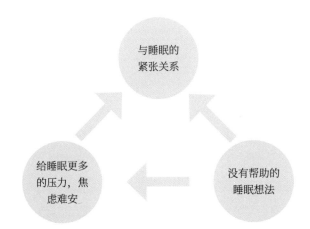

过度觉醒，是 7 天 24 小时都在助长失眠的主要因素，我们一直在回顾、讨论它。你已经努力在降低自己的条件反射觉醒、休息不够觉醒、昼夜节律失调觉醒，以及一些其他类型的觉醒。现在，是时候看看另一个巨大的觉醒来源——没有帮助的睡眠想法。

我们经常低估自己的想法能有多大的能量，其实一个想法就能让我们从困倦到警醒，而思考的习惯可以让睡眠从一个朋友变成敌人。毕竟，如果我们不停地给睡眠施加压力，把我们的问题都怪在它头上，并且还总是期待最差的结果，睡眠为什么还要花时间和我们在一起呢？如果我们想要跟睡眠做朋友，让它接受我们晚上的邀请，我们需要重新检查自己围绕睡眠和失眠的所思所想。

这就是凯和我一起，花了最多时间处理的部分。他有一种思维倾向，用他的话来说，是"想法风暴"。在过去，当他试图"关掉大脑"，或者将他关于睡眠的消极想法转换为积极想法时，他会发现自己陷入想法中打转，变得更加沮丧。有的时候，他会突然意识到，他已经花了一整个早上的通勤时间，在反刍失眠的事情，甚至比他醒来的时候还要生气。但是一旦他意识到，他关于睡眠的自动思维正引他走上一条毫无益处的路线，他就会开始更有意识地主动地回应这些想法。经过练习，使用更有益处的思考方式，变得像本能一样自然。凯提到，他身边的人甚至会说他现在看起来放松多了！如果你可以像凯一样，更灵活地修正你的想法，你就离治愈你与睡眠的关系不远了。让我们开始吧。

第一步：觉察你关于睡眠的自动思维

改变任何事情的第一步都是去理解它。以下是自动思维通常是如何工作的。

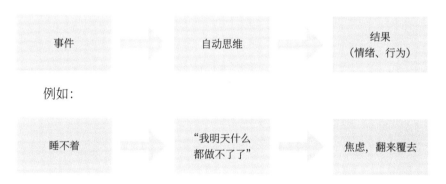

看看自动思维（"我明天什么都做不了了"）是如何在事件（睡不着）和结果（焦虑，在床上挣扎）之间架起一座桥梁的？之所以称之为自动思维，是因为它们发生得如此之快，并且是下意识的反应，通常我们甚至都意识不到自己有这些想法。我们可能会经历一种看似直接的联系，睡不着看起来直接导致了感觉很可怕，就好像夜里醒着一定会让我们有这种感觉一样。看到这里，你一定会反对："可是在夜里醒着就是感觉很可怕啊！"你确实经历了这样的过去。但是，如果醒着并不一定意味着焦虑和挣扎呢？也许它是这样的过程呢。

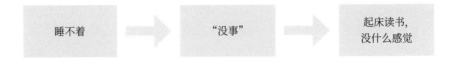

不管你信不信，这个过程比你想象的更容易控制，虽然这也需要练习。不用着急。要变成这样，我们得从注意到我们关于睡眠的自动思维开始。[①] 你可以用一周的时间，使用下方的想法记录表来练习。

如果我找不到我的自动思维呢?

自动思维是很难捕捉的! 如果它没有自然地冒出来，别担心——你不是一个人。以下有两个小技巧，能帮你注意到自动思维。

1. 反过来练习。如果你发现自己对睡眠感觉很挫败、焦虑，或者愤恨，把它们写在第 3 栏，然后问自己: "我为什么会有这些感觉呢? 我当时在想什么? 在这个事件的场景里，是什么让我感觉这么差? "就算你的答案看起来是明摆着的（例如，"我没有得到足够的睡眠"），也把它写下来。

事件	自动思维	结果（情绪、行为）
睡不着。已经至少一个小时了。	"我明天什么也做不了了。"	挫败、绝望，努力试图放松

2. 不停地问自己，"这意味着什么呢? "如果你识别出一个想

---

① 在做这件事的时候，请不带任何评判去做，因为我们不需要内疚和自责。如果你发现自己在想"我不应该这样想"或者"这是个愚蠢的想法"，提醒自己，想法仅仅是大脑在用它自己的方法来试图帮助你。批判自己会让焦虑或挫败的感觉更强烈。我们要教会大脑哪些是有益的，哪些是无益的，最好的办法就是，持续给它柔和的反馈（例如，"这是一个有趣的想法。让我们看看它对当下这个场景是否有帮助。"）。

法，但是它看起来并没有那么不合理（例如，"现在是凌晨 4：00"或者"我又醒了"），问问你自己，"如果现在是凌晨 4：00 又能如何？如果我醒了又会如何？"你会发现，那个真正导致你焦虑的自动思维在这儿呢。也许，"这意味着我只剩下两个小时可以用来睡觉了，这不够。我明天什么也做不了了"。

如果我的自动思维就是准确的或者积极的呢？

一点儿问题也没有！我们并没有想去评判这些想法，它是对是错，是积极的还是消极的，都无所谓。我们只想去理解你对睡眠这件事是如何思考的，以及这些想法会导致什么。你可能有一大堆各种各样关于睡眠的想法。

如果我的自动思维很模糊呢？

有时候，人们能说出来的只有"哦不"或者"又来了"。但是，请试试再往前走一点儿，因为我们需要更多的实质性内容才能完成这一步。让你冒出"哦不"想法的，具体是什么？什么东西又来了？也许是"哦不，现在我要醒好几个小时了"或者"又来了，我又要挣扎着睡不着了……实在是太费劲了"。

如果我的自动思维是个问句呢？

通常，想法记录里会有很多疑问句，比如"为什么这件事会发生在我身上？""为什么我没有睡着？""我明天可怎么办？"。找到这些问题背后的那个陈述句很重要，因为当我们开始分析这些想法的时候，陈述句才能成为我们的分析对象。所以，试着回答你提出的这些问题吧。举个例子，你实际上在想的可能是"这件事发生在我身上太不公平了"，"我没办法预测或者控制我的睡眠"或者"我明天什么都做不了了"。

第二步：检验你关于睡眠的自动思维

提醒你一下，不用着急。你可以在第一步多花点时间，确保你至少记下了几条自动思维，感觉自己已经掌握了识别出它们的诀窍。这第一步可能就需要花上一整周的时间，但没关系。当你做好了准备，就可以开始检验这些想法了。在第一次练习这个技术时，最好是等到白天的时候做，因为这时候你的思维比较清楚，也可以防止你在半夜 2:00 经历失眠的时候，在焦虑挫败中过度分析这些想法。当你逐渐可以熟练地使用这个技巧，就可以在无用的自动思维出现的当时就使用它。但是现在，先从你的想法记录中选择一个例子，然后问问自己："这个想法对我有帮助吗？"如果这个答案是"有"那就太棒了！这说明不管这个想法是什么，它让你感觉不错，并且能帮助你入睡。如果没有，那么再多问问自己这些问题。

◎ 这个想法是来自事实本身还是来自恐惧？它与本书中我们已经学过的睡眠科学证据是一致的吗？

有时，你曾经听过的关于睡眠的传言，会又一次偷偷溜进你的脑海，让你想到"如果我没有每晚睡足 8 小时，我会患阿尔茨海默病的"或者"我睡眠不足"。我想邀请你快速回顾第 1 章和第 2 章，再熟悉一下关于睡眠和失眠的客观事实。你可能会发现，针对你的想法，一个更加准确的回应也许是"我可能不需要睡 8 小时"或者"我有失眠，但不是睡眠不足。那些因睡眠不足导致的可怕结果并不适用于我"。

◎ 如果这个想法是一个预测，有没有哪次没预测准呢？有没有反例呢？

例如，"我明天会很没用，什么也做不了"。有没有哪次，你睡得很少，但是第二天还是做了该做的事？相反，有没有哪次，你睡了很多，但是第二天依然过得很差劲？你这一天过得好与坏，有没有其他东西在里面发挥作用？如果是这样，那你的明天到底有多依赖今天晚上的睡眠呢？

　　◎ 如果我的预测成真了，最坏的结果是什么？它发生的可能性有多大？我能应对这个结果吗？

　　例如，"我明天会感觉很累的"。也许可能发生的最坏场景是，你做事的能力变得极差，让你在工作中犯了一个灾难性的错误，导致你被解雇了。在过去，在那么多次差劲的睡眠后，发生这种情况的频率有多高？明天会发生的可能性有多高？如果要对这个结果采取补救措施，或者去应对这个结果带来的损失，你都需要采取哪些措施？

　　◎ 我有没有给睡眠施加太多压力？我是否不公平地对睡眠横加指责，或者有过高的期待？

　　例如，"我的身体不听我使唤了。我应该可以和以前睡得一样好才对"。每当"应该"这个词溜进你对睡眠的自动思维中，很有可能就是你在给睡眠施加过多的压力。如果你谈起睡眠，就好像它欠你的一样，你的指责就很有可能并不公平。

　　◎ 在这个场景中，一个更加公平、平衡，并且准确的思考方式是什么样的？

　　注意，我没有让你想出一个更积极的想法。只是戴上玫瑰色的滤镜通常并不管用，因为我们知道这是在自欺欺人。相反，我们想要变得现实且公平。有时候，仅仅通过补全句子，我们就可以做到这些。举例来说，"我已经失眠很久了……"可以变成"我已经失眠很久了……真烦人！但是现在我正在与睡眠重新建立友好关系。我可以看到希望"。

【我的口袋——苏格拉底式提问】

　　苏格拉底以发问式教学著称。使用他的方法，可以帮你更好地理解自己关于睡眠的自动思维。你可以把这些问题抄写在卡片上，随身携带，或者放到你的床头柜上，这样就可以随时查阅你的口袋。

◎ 这个想法来自事实还是恐惧？

◎ 如果这个想法是一个预测，有没有哪次是它没预测准的呢？

◎ 如果我的预测成真了，最坏的结果是什么？我能应对吗？

◎ 我是否给睡眠施加了太多压力，或者对它不公平？

◎ 在这个场景中，一个更加合理、不偏不倚，并且准确的思考方式是什么？

第三步：练习转换到更有帮助的视角

当你检验完自动思维，你就已经在开始试着，用更有益的态度来思考睡眠了。让我们来看看凯的实际操作过程，看看我们之后可以如何练习。首先，我和他一起，注意到他关于睡眠的自动思维，并且识别出了3个最常见的，然后我们想象自己穿上了古希腊长袍，角色扮演苏格拉底与学生的对话。

自动思维 1：“如果我没有很快睡着，明天我就什么也做不了。”

凯：如果我没有很快睡着，我明天就什么也做不了。

苏格拉底：以前你有没有跟这次相似的失眠经历呢？

凯：有的，我已经失眠好几年了。我经常在夜里醒来，至少有一小时的清醒时间，有时两小时有时三小时。

苏格拉底：在这些失眠夜之后，你有没有第二天还可以正常工作的经历呢？

凯：也许有。我好像总是会努力坚持工作。

苏格拉底：有没有可能，你明天还是可以坚持工作？

凯：有可能，我估计自己还是会坚持的。只不过如果我没有睡够，我会犯错误，或者忘事儿。

苏格拉底：有没有哪次，你睡得很好，但还是犯了错误，或者忘事儿了？

凯：应该是有的。

苏格拉底：所以，你的表现是否完全取决于你睡了多久？

凯：不，它也取决于很多其他事情，比如我是否吃了早饭，或者工作有多忙。

苏格拉底：如果你确实犯了错，或者忘了事儿，最坏的结果是什么？

凯：我会道歉，更正那个错误。除非是个非常严重的错误，导致我丢了工作。

苏格拉底：你犯严重到丢工作程度的错误，有多频繁？

凯：从来没有。

苏格拉底：针对你一开始的预测，即如果不能快点睡着，明天就什么也做不了的想法，有没有一种更加准确、合理的视角来看待它？

凯：明天我可能会感觉疲倦，不在最佳状态，但我可能还能做得很好。而且，就算我不完美，也没关系。这也不是世界末日。

你觉得，在这段与苏格拉底的对话之前和之后，凯的感受是什么样的呢？哪一个版本的凯会在这一夜剩下的时间和接下来的晚上，睡得更好呢？

自动思维 2：“失眠正在慢慢要我的命。”

凯：失眠正在慢慢要我的命。

苏格拉底：嗨！我又来了。你怎么知道失眠正在要你的命？

凯：我曾经读到过，睡眠剥夺对你的心脏、大脑、肠道以及其他所有部位都不好。

苏格拉底：根据你从本书中学到的，失眠跟睡眠剥夺，是一样的吗？

凯：不是。睡眠剥夺是有其他事物（如夜班工作）阻止我睡觉。失眠是当我有足够机会去睡觉时，但是我自己的大脑不让我睡觉。

苏格拉底：那你觉得，你的信念是来自于事实还是恐惧呢？

凯：我猜我只是害怕失眠会要了我的命。所以，它是来自于恐惧。

苏格拉底：那么这个失眠正在要了你的命的想法，对你现在的情况有帮助吗？

凯：没有，它只会让我更加焦虑。

苏格拉底：对这个想法，更有帮助的回应是什么？

凯：我并不确切知道失眠是否会要了我的命。我不喜欢它，但是它可能不会像睡眠剥夺那样对我造成伤害。不管怎样，我正在着手改善睡眠，在朝着更好的方向进步。

与苏格拉底对话前的凯和对话后的凯，哪一个与睡眠的关系更好？哪一个在提高觉醒，哪一个在降低觉醒？

自动思维 3："如果不是因为我的睡眠问题，我就能定期去健身房锻炼了。"

凯：如果不是因为我的睡眠问题，我就能定期去健身房锻炼了。

苏格拉底：今天阻止你去健身房的，具体是什么？

凯：我去不了，因为我太累了，因为我没睡好。

苏格拉底：感觉累的原因，有没有其他的可能性？

凯：我猜可能压力太大，而且心情很糟糕。我的孩子正值青春期，今天尤其不可理喻。

苏格拉底：把你的疲劳还有没去健身房，全都怪在睡眠问题头上，这公平吗？

凯：也许有时候它只是个借口。我只是觉得提不起精神，没有动力。

苏格拉底：有没有可能，去健身房能改善你的心情，或者让你感觉更加有能量？

凯：是的，这就是为什么我曾经很喜欢去健身房。要是我还能定期去健身就好了。

苏格拉底：你最近试过去健身房吗？就算头一天晚上睡得不好？

凯：没有，我很久没去了。

苏格拉底：你确定你是不能去吗？去健身房最差的结果是什么？

凯：我想我可以试试。最差的情况就是，我只做以往全套健身的一部分，就感觉精疲力尽，然后回家。

哪个版本的凯今天更有可能会去健身房，然后收获运动带来的益处？哪个版本的凯会有更多的睡眠驱动力、更好的心情、更少的压力？把你内心的苏格拉底引出来，然后自己试试看吧！你可以使用以下这个扩展版本的想法记录表。

事件	自动思维	结果 （情绪、行为）	更准确、合理、有帮助的想法	结果 （情绪、行为）
半夜醒过来，伴侣还在打呼噜。	"我是家里唯一一个失眠的人，而且我还比所有人的睡眠习惯都好。这太不公平了。"	挫败感，愤愤不平，感觉伴侣的呼噜声更大了。	"失眠的时候，我感到很孤独，我不喜欢这种感觉。但这不是任何人的错，并且，我也很骄傲自己正在与睡眠修复关系。"	感觉好了一点点。起床去听我喜欢的播客。

请记得，我们最终的目标，并不是要把你的想法告上法庭。我们并不是想要吵赢自己的大脑！少关注对错（二元论并不总是有意义的），而是在什么有帮助、什么没有帮助的方面多些关注。我们可以依然保持着这些想法，是的，你有失眠，但是全家没有一个人理解你在经历什么，这感觉太差劲了。这不公平。但是，半夜一直纠缠这个想法，有帮助吗？也许更有帮助的是起床，听你最喜欢的播客，享受跟自己相处的时间。

对自己要有耐心。应对那些没有帮助的想法是一项技能，它需要练习，就像骑自行车一样。试试每天至少捕捉到一条自动思维，然后花几分钟的时间，来过一遍你的口袋，看看能不能获得另外的视角。如果你没有频繁出现与睡眠相关的自动思维，恭喜你！你依然可以试试，关注其他没有帮助的想法，并且检验它。比如，你为工作截止日期快到了而焦虑，或者担心孩子不吃西兰花。这个工具可以应用在任何场景中。

接下来的一周做什么

到了现在这个阶段，如果你一直在做睡眠重启，并且已经持续了差不多 4 周，你应该已经能从自己的睡眠日记数据中看到改变了，包括睡眠效率大部分时候高于 85%（周平均值高于 85%），平均入睡时长变短了（如果你一开始入睡需要半小时以上的话），平均夜间觉醒时长也变短了（如果你一开始夜间清醒时长大于半小时的话），夜里长时间清醒的频率也变少了。理想情况下，你还会感到对睡眠更自信、更满意了。

　　如果你的进步跟以上这些是一致的——恭喜你做得很棒！到这个阶段，你就不需要像在睡眠重启阶段一样，对自己那么严格了。举例来说：

◎ 如果你真的很困，可以比之前设置的最早上床时间早一点儿上床。

◎ 起床的时候，你可以给自己多一点儿灵活调整的时间，但是依然不要超过一小时。

◎ 如果你困了，并且喜欢睡午觉，你可以睡个短短的午觉（半小时以内）。

◎ 如果感觉很清醒，睡不着，就要从床上起来，别管你是刚上床还是在半夜醒来。但是如果你感觉在床上很舒服、很满足，而且感觉睡得很好，那就继续躺着。

　　你正在朝着最终目标前进，也就是说，你希望自己不要对睡眠那么严格，或者像做任务一样去管理它。你现在已经成功地运用睡眠重启过程，提高了睡眠驱动力，降低了条件反射觉醒。你和你的睡眠，现在有了一个从零开始重新建立关系的机会。你现在可以把你的关注点，放到这段关系中更细微、丰富、充满情感的那一面，其中很大一部分，就是倾听你的身体，信任它给你传递的信号。

睡眠重启不管用。出了什么问题呢？
　　如果你并没有看到我上面描述中的变化，以下有一些可能的原因。

◎ 你可能还需要再坚持一周。有时候，人们好几周都看不到进步，但是突然有一天就见效了。如果你觉得可能会是这样，试试看继续做一周睡眠重启，之后你就可以说，你已经尽力，随它去吧，然后把注意力放到第三部分的技能上来。

◎ 你的失眠维持因素更多与围绕睡眠的想法有关，而与围绕睡眠的行动关系不大。你会看到第二部分（睡眠重启）更多是我们如何改变行动，而第三部分（深入探索与睡眠的关系）更多是我们如何改变想法。试一试第三部分的技能，看看这些会不会更有用。

◎ 你的身体可能需要更长的时间，来从"光照＋运动计划"，或者白天休息计划中获益。这些内容你都是最近才刚刚开始运用，也许让它们奏效需要更大的改变才行。做完有益身心的活动，我们的身体和大脑并不总是能第二天就发生变化的。把它看作是对自己的投资，继续努力吧！

◎ 你可能有一些我们还没有涉及的更大的觉醒来源，比如过量的咖啡因摄入、创伤史、持续的非常严重的压力，或者伴侣严重打扰你休息。这些可能会产生非常重要的作用，使得就算降低了其他方面的觉醒，也无济于事。你可以浏览第三部分和第四部分跟你的情况有关的章节。从这里开始，按顺序进行就没那么重要了。

◎ 你可能还有其他睡眠或者昼夜节律障碍，或者有严重打扰你睡眠的医学情况（或者药物反应），这会让失眠疗法难以完全发挥作用。关于这些可能性，很有必要找你的医生检查一下。你可以跟你的医生一起查看你的药物，排查可能引起阻塞性睡眠呼吸暂停或者周期性肢体运动障碍等其他疾病的潜在风险（见第 16 章）。

不管怎么样，"光照＋运动计划"和增加白天休息时间总是不会错的。理想情况下，这些活动会越来越融入你的日常生活，让你做起来更容易。总体来说，你本周要做的是：

（1）每天在固定的起床时间起床：_____。

（2）等到困了再上床睡觉。

（3）让床只用于睡觉。（性生活和阅读还是可以的！）

（4）如果你感觉自己很清醒，或者焦躁挫败，就离开床，不要强迫
　　　自己睡觉。

（5）继续把光照、运动和休息提上日程。

（6）使用第 8 章的工作表来识别并检验你关于睡眠的自动思维。练习
　　　将你的观点转换到另一个更合理、准确，或者更有帮助的视角。

本章小结

◎ 我们对睡眠的思考方式，将对我们与睡眠的关系产生重要的
影响。

◎ 通常，我们那些对失眠毫无意义的自动思维会让我们在当下更难
入睡，会让失眠长期地维持下去。

◎ 要跳出这个自我实现预言，有以下 3 个步骤。

　- 注意到我们对睡眠的自动思维，以及它们的结果。

　- 使用你的口袋——苏格拉底式提问来检验这些想法。

　- 在睡眠相关场景中，练习使用更合理、准确，以及有帮助的
　　视角。

◎ 如果睡眠重启让你睡眠日记的数据有所改善，那就太棒啦！你可
以对上床时间放宽松一些，把注意力更多放在倾听身体的睡眠信号上。

◎ 继续记录睡眠日记！

第 9 章　赶紧睡觉吧！

为什么越努力越失眠，如何放手

下个星期，你打算拿出多少时间来为睡眠做努力？下一年呢？你的余生呢？你白天和夜晚的时间，打算拿出多大比例，花在睡眠这个项目上？如果你幸运地活到 99 岁，你花在睡觉或者试图睡觉上的时间就是 25~33 年。这么多年里，你打算花多久来管理、哄骗、想方设法睡觉呢？你又愿意付出多少额外的时间和努力呢？

如果这些问题让你很难回答，也许是因为，你没有考虑那个最显而易见的答案：零。也许你甚至不敢去想这个可能性——完全不为睡眠做任何努力。不管怎么说，如果能这么容易，你就不会在读这本书了。但是，先把怀疑放在一边，跟我一起畅想一会儿。如果发生以下情况：

◎ 在夜里，你不需要知道现在的时间，也不需要计算还剩多少时间可以睡觉。

◎ 你不需要去回顾最近睡得有多差，计算你积累了多少个小时的"睡眠债"。

◎ 现在凌晨 3:38 了，就算你明天有一场重要的报告演讲，你也不需要立刻就重新睡着。

◎ 有人邀请你去露营，你甚至都不需要考虑自己在外面能睡多久。

◎ 你不需要去想为什么你的伴侣沾枕头就睡着，为什么你的睡眠卫生习惯比他们好得多，但还是睡不着。

◎ 你不需要在心里对着黑暗一次又一次大喊："赶紧睡觉！"

也许你会想，"嗯，当然，这些都很棒。只要我能睡好，就不会这么辛苦了"。但如果反过来呢？如果你现在就可以放手，从而享受更好的睡眠呢？

什么是睡眠努力？

睡眠努力包括任何以睡着，或者成为一个睡得更好的人为目的，所特意做的，或者思考的事。看看以下这些行为是否符合你。

◎ 为了买到对睡眠最好的枕头或床垫而大做功课。

◎ 很努力地试图在夜里清空大脑，或者把大脑"关掉"。

◎ 试图找到最佳的睡姿，或者完美的睡前流程。

◎ 确保自己早早上床，这样就可以有充足的时间来获得足够的睡眠。

◎ 要求家人在晚上你上床之后，或者早上你起床之前，都要保持绝对安静。

◎ 晚上醒过来的时候要查看时间。

◎ 总是在寻找安眠药的最佳使用方案（"我今晚应该吃一整片还是半片呢？"）。

◎ 临近睡前的时候，努力给自己打气，让自己对睡眠的态度积极起来。

◎ 为了使半夜起床小便的可能性最小化，傍晚不喝液体饮料。

◎ 使用特殊的睡眠药物、声音，或者双耳节拍疗法来试图入睡。

◎ 购买声称可以助眠的产品（如薰衣草喷雾）。

◎ 在网上"调研"睡眠和失眠问题，陷入了互联网无底洞，花费了大量的时间。

我们在乎睡眠努力，因为它是慢性失眠最大的一个维持因素。毕竟，如果我们和睡眠的关系中，全是费劲的工作，没有任何乐趣可言，那么这段关系怎么可能好呢？睡眠努力是一个特别棘手的问题，因为它是如此违反直觉。你生活中除睡觉外的所有事情，都会随着你的努力而改善，不是吗？如果你正在进行铁人三项的训练，你必须意志坚定，并且纪律严明地遵守你的运动计划。如果你想学西班牙语，你必须学习，并且练习它。我们都曾被教导，勤奋努力是一种美德。

但是，当涉及睡眠的时候，努力经常会起到反作用。我有一位病人丹尼丝，是一位非常勤奋的女性，睡眠已经成为她的"兼职工作"了。她会一直思考，她睡了（或者少睡了）多少，要怎样才能获得更多睡眠，尝试在网上找到的所有方法来完善她的睡眠习惯。她一度相信冥想可以解决睡眠问题。但是，当她全身心投入到冥想中——参加一场周末冥想之旅，购买冥想手机应用，查找最助眠的冥想音乐，等等——她发现自己在晚上更加挫败了。有时冥想似乎起了作用，给了她一线希望，但通常，她越是努力地冥想，睡眠似乎离她越远。在夜里，她醒过来时，总忍不住要看表。当被问到为什么要这么做，丹尼丝回答道："嗯，就是想知道几点了。"

"不擅长睡觉"这件事，甚至根植于她的身份认同中，她开始推掉社交的机会。举个例子，当朋友邀请她周六晚上去喝酒时，她不会去，因为她不想在外面待得太晚，让自己睡得更少（她计算过，如果她通常需要一个半小时入睡，那她就需要在晚上 9:30 以前上床，然后期待能在晚上 11:00 入睡）。只身一人待在家只会让她感到又无聊又难受，因为社交的乐趣她都体验不到了。

在研究、制定策略，努力冥想和优先保护睡眠上，丹尼丝花了很多工夫研究这个工程问题。她所有的睡眠努力行为，共同点是什么？它们都导致了过度觉醒。它们要么让她对睡眠更焦虑，把更多的注意力吸引到她对睡眠的恐惧上，要么就是在增加她对睡眠产生的挫败感。现在，我们知道过度觉醒是失眠最强大的燃料，丹尼丝并没有意识到，她正在火上浇油。

如何放下睡眠努力

如果你是看动画片长大的，你应该对流沙很熟悉。如果你发现自己的小腿已经陷进了流沙，正在继续下沉。此时，什么事情是最不能做的？答对了——挣扎。你应该做什么？答对了——不要动，平躺下来。

这跟失眠也很相似。如果你发现自己陷入了一段时间的夜间清醒，你最不应该做的就是挣扎——抱怨它是如此不公，努力去放松，想着自己本应该睡着的，等等。这样的挣扎只会让你在失眠中陷得更深，因为它点燃了你的战斗或逃跑系统，助长了你的条件反射觉醒。

这个"停止挣扎"的概念（以及流沙的比喻）是从接纳与承诺疗法中借鉴来的。这是一个循证心理疗法，由内华达大学教授、心理学家斯蒂芬·海斯博士创建，并由路斯·哈里斯博士等作家的作品（《幸福的陷阱》）传播开来。这个疗法的核心是心理灵活性，我认为，这是应对睡眠努力的关键。如果不是像以前一样挣扎着对抗夜间的清醒，我们可以灵活一些，用另外的也许有些反直觉的方式应对它吗？回到一开始的流沙比喻"不要动，平躺下来"在睡眠中是什么意思？以下是一些停止挣扎的实用方法。

停止挣扎技巧 1：接受现实（并且大声说出来）

注意到了吗？应对流沙时平躺下来，是顺应现实做出的反应，而不是跟现实对着干。你承认，确实，你陷进流沙里了，这已经发生了，并且就算你和乱动的四肢非常想要改变这个现实，流沙也不会神奇地消失。当你在夜晚清醒过来，你就可以承认："是的，我现在醒了，这已经发生了。"就算你和乱动的大脑非常想改变这个现实，清醒也不会神奇地变成困意。

换句话说，你可以选择接受现实。这意味着，觉察当下正在发生什么，而不是去分析、评估，或者抗争。仅仅是承认，如此而已。以下展现了丹尼丝接受现实和不接受现实之间的区别。

挣扎对抗现实	接受现实
真的吗，大脑？你就是要在这个时间毫无理由地醒着？	我醒了。
哎呀，赶快放松下来！	我的身体并不困。
能做的我都做了，没理由我还醒着啊。	我看到天花板上有光影。
太不公平了，太折磨人了！	我听到空调的嗡嗡声。
快清空大脑。清空大脑。清空大脑。	我感觉到床单接触着我的皮肤。
这个放松练习怎么不管用了？？	我注意到想法在脑海中闪过。
如果在……时间内还没睡着，我会非常生气的。	
为什么已经凌晨 3:47 了？	
要是我能睡个好觉，生活就会轻松太多了。	
我不能再这样下去了。	

从我的职业经验和个人经历来说，人们很少能战胜现实。我们都知道这件事，但是有时这也不会阻止我们去尝试，而且从挣扎切换到接受现实并不容易！不过，仅仅是问问自己："我现在是不是正在流沙里挣扎乱动呢？"这样也许可以提醒你，自己需要暂停一下，然后（大声）说：

"我想我现在不困。也好。"这就是一个非常棒的开始。

停止挣扎技巧 2：睡得好的人会怎么做呢？

当你察觉到睡眠努力又悄然而至时，比如，你又开始纠结自己制定的旅行计划（"这么晚回酒店会不会让我晚上睡不好？"），暂停一下，问问自己："如果我的生活中没有失眠，在这个场景中我会怎么做？"通常，答案会是："我不会为睡眠担心，甚至不会想到它。"

找一个榜样是很有帮助的。你可以找一个在你看来毫不费力就能睡得好的人，然后问问自己："他在这个场景里会怎么做呢？"丹尼丝在做这个想法实验的时候，我几乎能看到一盏灯在她脑海中被点亮。她说："我妹妹克莱尔是世界上睡得最好的人，这让我很不爽。如果换作是她，她一定会去朋友家聚会，喝杯鸡尾酒，八卦一番，根本不去想睡觉这件事。因为就算她晚睡，也不会有什么影响。"

那么冥想呢？丹尼丝想了想，回答说："克莱尔会说'我可不冥想，它只会让我压力更大'。然后她会起来，洗洗衣服，或者看会儿电视。"

我和丹尼丝一起制定了一个座右铭："克莱尔会做什么？"这个座右铭起到了决定性作用。丹尼丝开始尝试着按照她想要的那样生活，就像没有一个巨大的失眠阴影一直笼罩着她一样。一周后，她意识到，她已经3天没有想到过睡觉的事了。多么自由！

我们的身体从我们的行为中获得暗示，丹尼丝就从中获益了。如果我们的行为显示，睡眠很脆弱，那么我们的身体就会让我们对夜间清醒更加警觉，导致我们更容易醒过来，而且一直保持清醒。如果我们的行为显示，改变入睡流程是很危险的，我们的身体就会在每次入睡流程被打乱的时候焦虑起来。然而，如果我们的行为显示，睡眠是有弹性的、适应力很强的，并且我们与睡眠的关系足够坚固，能够承受一些混乱，那么我们的身体就会降低觉醒，知道它不需要时刻戒备着，可以安下心来休息。

停止挣扎技巧 3：从头脑中出来，用身体去感受

如果我要从这本书里挑出一句话纹在身上，那就是，"从头脑中出来，用身体去感受"。

我们的头脑很厉害——人类如此成功靠的就是它。但是有时，它会做得太过，反而适得其反。举个例子来说，有时我们的大脑会产生一系列的问题假设，一个套着一个地想下去，使得我们的身体在一个假想中最差的情况中，承受了很多压力。或者，我们的大脑过度解读了巧合，然后试图通过在同样的时间，冲着同样的方向，吃同样剂量的曲唑酮，来重新制造睡得好的那一次体验。这样只会把注意力的聚光灯重新打在"我的睡眠很脆弱"这个（错误）的想法上，使我们的身体在临近睡觉时变得越发紧张。

实际上，我们的身体简单得多。它很擅长从现实世界中收集数据，让我们脚踏实地，了解真正发生的事情，以及情况到底有多危险（或不危险）。当我们去问身体，现在情况如何时，我们会得到一个直截了当的答案，通常会比头脑的答案少一些戏剧性。

当然，有时候我们的身体感受并不舒适。它可能会感到疼痛或焦虑，对我们很多人来说，如果我们经历过创伤，或者有纤维肌痛综合征这类疾病的话，这种情况会维持很长时间。很容易理解，这可能会让我们有种想要逃离身体的感觉。不过，就算是这样，当我们接纳并且允许这些身体感受发生，而不是在头脑中挣扎着与它们对抗，就会经历更少的疼痛和焦虑。顺应现实，永远比对抗现实容易。

今天，正念这个概念已经广为人知，如果你对它有些了解，你就会发现，它和"从头脑中出来，用身体去感受"实际上是一个意思。正念源于东方哲学，是指对当下保持不加评判的觉察。现在有一种误解，认

为正念就是让呼吸慢下来，把大脑清空，或者重复一个安抚性的颂语。实际上，正念某种程度上与这些概念完全相反——它是关于放下控制，不把你的评判和期待施加到身体和环境上。通常，当我提到正念的时候，失眠患者（包括丹尼丝）会表示怀疑，因为他们早就已经试过那些呼吸技巧，或者已经上过冥想课，他们学到的东西要么是没办法定期使用，要么是没有帮助，甚至让人感到更加挫败。[①] 但是，一旦他们了解了正念的真正含义，开始伴随着正念练习接纳，它就会成为一种范式转换的想法，对睡眠或生活中的其他事情都有帮助。

在其他书中会有对正念的深入解释，不过现在，我们尝试做一些简单易用的"从头脑中出来，用身体去感受"的练习。

【5-4-3-2-1 练习】

正念练习可以在任何地方、任何时候做。当你感觉自己陷入反刍漩涡的时候，它尤其有效。你只要暂停一下，问问自己。

◎ 周围的环境中，我看到了哪 5 个东西？

◎ 我听到了哪 4 个东西？

◎ 我的身体触摸到了哪 3 个东西？

◎ 我闻到了哪 2 个东西？

◎ 我尝到了哪 1 个东西？（如果你没有东西可以尝，把它换成另一个你可以触摸的东西，或者可以感受的一种情绪。）

当我第一次与患者一起做这个练习的时候，他们容易做这两件

---

① 需要说明一下，我并不是在试图阻止大家冥想，它对很多人都有益处。实际上，练习正念的一种途径就是正念冥想。我只是想澄清，如果你已经试过一些形式的冥想，但并不喜欢，这也不意味着你不适合正念。

并非正念的事。

◎ 等不及要完成这个清单。慢一点儿！这不是要比赛谁完成得更快。我们的大脑很擅长识别物体的名称，但是我们在说"手机、画、杯子、垃圾桶、笔"的时候，很少去注意它们。我们练习的不仅仅是识别物品的名称，而是要真正看到它们。观察那些视觉特点，或者之前没注意到的细节，比如，"我手机的屏幕上有个脏点，这幅画的一角有点儿褪色，杯子的边缘闪烁着阳光，垃圾桶上有一个我从没注意过的标签，这支笔在灯光下的颜色是皇家蓝"。

◎ 分析或者评判他们的体验。通常，一些小小的评判会偷偷出现，比如，"我的耳朵有点儿痒，已经一天了……肯定是有只蚊子飞进去了"，"我能闻到儿子房间里的臭袜子，真恶心"，"我看到了桌子上的花……好喜欢"。这就是我们如何开始陷入思考、离开我们的身体的。允许你自己仅仅注意到它们，就可以了——不需要任何解读，或者分析。允许你自己简单地与你的感受待一会儿，带着开放的好奇心，就像自己是个新生儿一样。

当你真正去做这个 5-4-3-2-1 练习时，你只是在通过你的五感体验当下。专注于当下，你就不会把注意力放在担忧未来上，不会被脑海中的想法缠住。

【正念呼吸】

这也是一个随时随地都可以做的练习，因为呼吸永远与你同在。你不需要把自己关在一个安静的房间里，也不需要找一片幽静的竹林。不管你在哪，只要呼吸就可以。

◎ 注意你呼吸的感觉。空气进入你的鼻子是什么感觉？空气离开你的鼻子或嘴巴时是什么感觉？你的身体是如何随着呼吸活动的？

◎ 不用对你的呼吸做任何改变，不用评判它是好是坏。

◎ 当你注意到其他想法飘过来（例如，"我今天从超市买牛奶了吗，还是只买了鸡蛋？"，"这个正念真的有用吗？"）不要与之对抗。可以有想法。

◎ 注意到在你脑海中盘旋的想法，轻轻地把它们放在一边，然后，在你准备好的时候，把注意力拉回到呼吸上。

◎ 继续注意呼吸的感受。

我强烈建议你试一试跟着引导音频来做这个练习，你可以在网上找到免费的资源。

【身体扫描】

这是我最喜欢的一个。作为一个慢性腰背痛患者，身体扫描完全改变了我与身体和疼痛的关系。而且，它也很简单，随时随地都能做。

◎ 从正念呼吸开始，来到当下。

◎ 把你的注意力放在左脚的小脚趾上。它有什么感觉？动一动它，感受那里的任何感觉。不用去评判好坏，我们只要注意就好。

◎ 让你的注意力来到其他指头上。它们有什么感觉？

◎ 让你的注意力来到脚底和脚背。它们有什么感觉？

◎ 你的脚踝、小腿前侧和后侧有什么感觉？

◎ 不用着急，慢慢地，把你的注意力引导到每一个身体部位，注意那里的感觉，不用做任何评判、解读、命令，或者回避这些感觉。

◎ 如果你感觉到某个部位不舒服或者疼痛，没关系，我们只需要
　体验它。允许你自己在那里停留一会儿。问问自己，这个疼痛
　是什么样子的。如果它有颜色的话，它是什么颜色的？它会起
　伏波动，还是一直很稳定？好奇地去探索。

请记得，练习的意图并不是让你的身体感觉更好或者更放松，
你仅仅是在试图与它建立连接。这能让你学会，对身体的需求有更
好的觉察，就像逐渐熟悉困的感觉（与累的感觉区分）。它还在教你
去倾听，并且信任你的身体，而不是给它不切实际的期待。换句话
说，你在更多地感受当下，而不是挣扎对抗。

停止挣扎的附加技巧：盖上你的钟表

当你睡不着，或者夜间醒过来的时候，你不需要知道此时几点。如
果你已经设好早上的闹钟，你不需要看时间来避免迟到。如果你遵循我
们的指导原则"感觉自己很清醒，或者为入睡感到烦躁挫败的时候就离
开床"，你依然不需要知道自己醒来了多久。你的睡眠日记只会要求记录
一个估计值，而并不是一个精确的夜间清醒时长。所以，不管怎样，看
时间都对你毫无帮助。妮可·唐等的一项经典实验发现，当要求失眠症
患者看表监控时间，与那些被要求看无时间显视的人相比，他们不仅入
睡的时间变长了，而且还会高估他们的夜间觉醒时长。这并不是什么新
鲜事！看着时间一分一秒地流走，会让你又焦虑又挫败，这会扭曲你的
时间感知，放大过度觉醒。有一些病人会问："那我可以把时钟放在房间
里，试着不去看它吗？"另一个研究告诉我们，失眠者对时钟有被动的
注意偏差。这意味着，相比其他人，失眠者在半夜会更难把注意力从时
间上挪开，就好像那些发光的数字在大喊，吸引他们的注意一样。不要
继续放纵这个行为了！把时钟或者手机放到房间的另一边，拿件 T 恤衫

盖上它，这样它就不会吸引你去看它了。

接下来这周做什么

首先，我们简要回顾一下第 8 章的任务，也就是检验你关于失眠的那些没有帮助的想法进行得怎么样？识别关于睡眠的自动思维，容易吗？这些想法对你有帮助吗？苏格拉底式提问有没有帮助你检验那些没有帮助的想法，然后让你获得一个更准确、更公平的视角？如果这些都感觉太难了，有可能发生了以下情况。

你的头脑被一个正确的想法困住了

那些没有帮助的想法，有很多都可能是正确的，或者有一定的正确性在里面。例如，也许你明天确实会感觉很累，因为你总是感觉很累——这个感受让人很无奈，但也很真实。确实，你不需要说服你自己，说你不会累的。但是，这里的目标并不是要把一个消极的想法神奇地变成一个积极的想法，那是胡说八道。相反，你只是要停止没有帮助的想法继续发展下去，不让你感觉更糟。问问自己："就算这个想法是真的，我明天的确很累又如何？最差的结果是什么？这个最差的结果发生的可能性有多大？我能处理好这个结果吗？"通常，当我们用具体的答案，来回应模糊抽象的悲观感受，它就不会让你有那么差的感觉了，也会让你更容易看到事情的全貌。

你想不出更积极的想法

同样，我们不需要戴上玫瑰色眼镜，去探索与睡眠相关的想法。如果你天生不是一个乐观的人，没关系。我们只是试着去看到事情的全貌，让自己对事情的陈述更加合理。有的时候，我们可以用"但是……"来完成这个陈述。例如，你与其说，"因为失眠，这么多年我已经浪费了很多时间"，不如补上句子的后半句，"因为失眠，这么多年我已经浪费了很多时间，但是，我期待着从现在开始，随着我与睡眠的关系持续改善，我在这方面浪费的时间会越来越少"。

这个练习只会让你更纠结于与睡眠相关的想法

确实。这种事情可能会发生。有时，我发现自己在一场与自己讨厌的想法中辩论得越陷越深，结果反而花费了更多时间。这个检验想法的方法，本来是为了让我们简单、无痛地减少困扰。不过如果它让你更加困惑或挫败……那就放下它吧。不用担心这个方法对你不管用。切换到本章的"停止挣扎"技巧中来吧。

走出睡眠重启

到了现在这个阶段，睡眠重启应该已经完成了它的使命，帮你重置了睡眠的生理过程。通过提高睡眠驱动力，降低各种觉醒，你应该已经能从睡眠日记中看到，你入睡或者半夜醒来重新入睡，所花的时间变少了，你半夜长时间醒来的频率也变低了。你的睡眠效率在大多数晚上都应该高于 85%，并且平均分维持在 85%~95%。这些数据有可能几周都没怎么变，不管是因为你的数据一开始就已经很好了，还是因为有其他慢性失眠维持因素在发挥作用，现在，是时候从训练营的心态中走出来，进入一个更加平衡、可持续的心态中。这意味着要放松"规则"，信任你身体的信号，离开那些僵硬的条条框框。具体做法如下。

◎ 只要你维持在一个相对稳定的起床时间（前后不超过一小时），就可以在感觉困的时候上床，而不是等到计划的上床时间。你会发现，在大部分的夜晚，困的感觉会自然地发生在基本相同的时间。

◎ 早上，如果你很享受赖床，可以在床上多待一会儿。允许自己打个盹儿或者舒服地躺一会儿。你依然需要在醒过来半小时以内离开床，尽快接触阳光。

◎ 如果需要的话，你可以建立一个规律的小睡习惯。我建议你时间不要太长（设个 30 分钟的闹钟，最多不要超过一个小时），并且每天都在同一个时间，最好在下午早一点儿的时候，这样就不会对晚上的睡眠驱动力有太多影响。

◎ 可以忘记做睡眠日记或者不想做，除非你觉得记录睡眠日记对你有帮助，或者你很喜欢。

如你所见，这一周的内容主题是顺其自然。但是，有一些健康的行为习惯，我依然强烈建议你继续保持。

◎ 继续你的"光照 + 运动计划"。顺利的话，这些活动会让你感觉很好，成为给予自己的奖励。如果没有，请回顾第 6 章，确保你领会了精神，能够从中获得乐趣。

◎ 把白天休息的优先级提前。友情提醒：休息跟睡觉不一样。实际上，休息通常包括起来做些事情。主动去计划时间，愉悦自己，做做白日梦，散个步，或者参与其他没什么产出，但是能滋养身心的活动。

◎ 练习接纳和正念。使用本章给你提供的方法，停止为睡觉而挣扎。我尤其推荐你，每天都去做"从头脑中出来，用身体去感受"的练习。只要花几分钟就可以了！

本章小结

◎ 睡眠努力是慢性失眠的一个重要的维持因素。为了入睡，或者为了成为一个睡眠更好的人，做出的过度努力，通常都反而会提升过度觉醒的程度。与其让自己更加努力，不如放下执着，停止挣扎，也许局面会焕然一新。不要再在流沙里挣扎，试试看这些事情吧。

◎ 接受现实。注意你的大脑都用了哪些方式来否认或者试图改变现实。有时候，这些拒绝现实的做法被过度分析所掩盖。先深呼吸一下。现在，大声把现实情况说出来。

◎ 问自己：睡眠好的人会怎么做？在你认识的人中，找到一个睡觉毫不费力的人作为你的榜样，问问自己，他们在这个场景中会怎么做，然后照他们的方式去行动。给你的身体传递这样一个信息：失眠并不是一个一直存在的威胁，让身体感到安全，放松下来。

◎ 从头脑中出来，用身体去感受。使用本章提供的迷你版正念练习（5-4-3-2-1 练习、正念呼吸，以及正念身体扫描），练习不带评判地立足于现实中。这是停下挣扎最强大的工具。

◎ 晚上不看表。在任何情况下，半夜看表都没有什么帮助。所以，给自己省下那些纠结和烦恼，把时钟用 T 恤衫盖起来，把手机放到房间的另一边。

第 10 章　信任睡眠：如何摆脱睡眠药物

　　一个良好的关系是建立在信任的基础之上。如果你已经跟失眠斗争了一段时间，那么你可能很难相信，睡眠会在那里等你，或者睡眠会照顾好你。实际上，很多失眠者都说，睡眠背叛了他们。但是，你已经花了很多工夫，与睡眠重建友好关系。例如，使用睡眠重启，与睡眠重新开始；转变你针对睡眠的想法，让它更合理；你还学着放下那些无益于睡眠的努力。现在，也许是时候考虑一下，你是否准备好考验一下这段关系：不依靠安眠药睡觉。

　　别担心。我在这儿并不是宣称安眠药是魔鬼，或者要求你停药。对很多人来说，有充分的理由说明，服用药物是最好的选择。但是，从我与失眠患者接触多年的经验来看，你可能早就迫不及待地想要摆脱安眠药了（或者医生已经等不及想让你停药）。在这一章里，我们会轻松地过一遍关于失眠药物的常见问题，以及要不要（或者如何）才能摆脱药物。这样，你可以考虑自己是否准备好与睡眠的关系更进一步。

　　涉及睡眠药物，人们通常有 3 个大问题。

1. 睡眠药物是什么，它们有效吗？

2. 我应该开始，或者继续吃睡眠药物吗？

3. 我要如何停药？

在本章，这3个问题我都会回答，并且我还会额外回答一个大家应该问但很少问的问题。

4. 吃睡眠药物的心理过程是什么？为什么理解这个过程，对我与睡眠的关系至关重要？

睡眠药物是什么，它们有效吗？

让我们先简要梳理一下，人们通常吃的睡眠药物都有哪些。请你不要把这当成一个详细的服药指南，用来指导自己应该或不应该吃什么药，你只能与你的医生共同做出这个决定。① 通常人们用来改善失眠的，有3类药物。

1. FDA（美国食品药品监督管理局）认证专用于治疗失眠的药物。

2. FDA认证，但并非专用于治疗失眠的药物，失眠是其说明书以外的用途。

3. 市场上宣称可以治疗失眠的非处方助眠药（如维生素、补充剂、草药）。

---

① 请注意，这个声明非常重要，因为我的专业储备和认证技能并不包括开药物处方。我有临床心理学博士学位，专业领域是行为睡眠医学。再强调一下，涉及药物，请咨询医生。

还有一个我认为不在正式分类里的第 4 类：酒精、娱乐性药物，以及黑市交易的处方药。人们会服用这些来助眠，但是没有哪个医疗健康服务者会把这些药物作为治疗失眠的手段。我们会在第 11 章详细讲解它们。在这里，我们先把重点放在前 3 个分类里。

FDA 认证用于失眠的药物

以下是这类药物清单。[①]

◎ 多塞平

◎ 艾司佐匹克隆

◎ 雷美替胺

◎ 苏沃雷生

◎ 替马西泮

◎ 三唑仑

◎ 扎来普隆

◎ 唑吡坦

这个清单涵盖了种类繁多的化学药品。有一些是苯二氮卓类（如替马西泮），这类药物通过增强你大脑中的 γ- 氨基丁酸（GABA）系统——这个系统通常会抑制其他大脑活动——来起作用。还有一些药物被营销成"非苯二氮卓类"药物（如唑吡坦），因为苯二氮卓类药物的名声不太好，它的副作用包括潜在的认知损伤、产生依赖性或者药物滥用，而且如果减药过程不小心一点儿的话，还会有严重的戒断症状。这些"非苯二氮卓类"药物，确实拥有不同的化学结构，但是它们在大脑

---

① 还有更多，但是我只列出了最新的在美国睡眠医学会临床实践指南中讨论过的那些药物，因为它们通常有更多的研究支持。

中的起效过程，实际上跟苯二氮卓类药物没什么不一样，并且也会产生相似的副作用。另外一些是促食欲素受体拮抗药（如苏沃雷生），它们抑制大脑中促醒的促食欲素系统。有趣的是，那些患有发作性睡病（一种使人衰弱的疾病，患者在白天难以抗拒地犯困，甚至会突然嗜睡）的人，大脑中会有促食欲素活动不足的现象。还有一些本来是抗抑郁药物（如多塞平），但在低剂量使用的时候，会产生抗组胺作用，这也会阻隔促唤醒系统的活动。另外还有一些，是褪黑素受体激动剂（如雷美替胺），它会加强褪黑素系统的活动，从而让身体和大脑知道，现在是该睡觉的时候了。

这些药物都是 FDA 认证可用于治疗失眠的药物，因为相比安慰剂，它们已经被证实，能够减少入睡所花时间，或者减少夜间清醒时间，并且提升对睡眠的整体满意度。然而，它们提供的改善程度并没有让人多么印象深刻。例如，唑吡坦（又名安必恩）是最常用的处方安眠药，它平均可以让睡眠潜伏期降低 5~12 分钟，让一整夜的睡眠时长增加不到 30 分钟。这些数字引用自临床试验中由多导睡眠仪监测（即整夜睡眠监测）到的实际睡眠变化。如果你感觉唑吡坦能让你的睡眠时长增加远远不止几分钟的时间，那也有可能是真的；或者，也有可能是因为这个药物所为人熟知的逆行性遗忘作用。换句话说，当你服用唑吡坦的时候，你可能不会像没吃药的时候那样，把清醒时间记得那么清楚。

幸运的是，大多数 FDA 认证的安眠药对大部分人来说，只有轻微的副作用，以及一点点潜在的伤害。专家共识是，它们带来的好处大于风险。但是，有一件事让我在研究这类安眠药的时候很惊讶，即虽然美国睡眠医学会推荐这些药物用于治疗失眠，但是所有这些药物的推荐程度都是"弱"，没有任何一种药物获得更强的推荐。这意味着，专家在掌握了所有可用数据后，认为"根据已发表数据的证据强度，还无法确认这些药物的效果和适用性"。这跟我们心目中假设的"强"推荐，也就是"在大部分情况下，临床医生应该做出的推荐"，是完全不一致的。"再见失眠计划"中使用的核心方法——失眠认知行为治疗，在美国睡眠医学会和美国医师协会的建议中都取得了"强"推荐等级。

那么，为什么你的医生会给你开这些药，而不是推荐你接受 CBTI 呢？这不是他们的错。我那些在社区医疗、精神科和神经科的同事，是接收绝大部分失眠患者的人。他们经常会感叹，行为睡眠医学专家太少了，他们很难给他们的病人做推荐。他们的医疗系统里有一位备受欢迎的 CBTI 专家，但是患者的等待期至少要好几个月。事实就是，现在行为睡眠医学专家严重短缺，全世界也就只有几百个人，并且大部分人都在美国，还不是每个州都有。有越来越多的医疗保健服务者接受了 CBTI 培训，但远远不够。

医生和药剂师也面临着很大的压力，要快速缓解失眠患者的症状，因为这些患者通常都因为睡不好而感到非常痛苦（可以理解！），有时甚至迫切到去急诊就医。当整个医疗系统设计的重点不在行为医学或者预防干预上，医生花在每个病人身上的时间也只有仅仅几分钟，那么大部分情况下唯一可行的选项，就是开药。我的很多医生同事都不愿长期给患者开安眠药，但一旦开始服用，患者生理上和心理上都容易建立起对安眠药的依赖，总也找不到合适的时机停药。有时停药的催化剂，是患者的年龄到了 65 岁，医生不再愿意冒着增加患者记忆力损伤、跌倒，以及出车祸的风险，继续给他们开安眠药。

【风险警告：绝对不要突然停止服用苯二氮䓬类药物】

　　所有对药物的更改都应该在得到给你开药的医生的允许后再实施，尤其需要重视的是，如果你在服用苯二氮䓬类药物，千万不要突然停药或者减少剂量。这些药物包括阿普唑仑、地西泮、劳拉西泮、氯硝西泮等（请再确认一下你的安眠药是不是苯二氮卓类药物）。如果没有在医生的监护下一点点逐渐减药，这些药物的戒断症状有可能致命。有时你很难评估这些药物减药的时候，要多慢才合适，所以，不要把本章后面提供的减药安排示例作为苯二氮卓类药物减药的处方。

FDA 认证标签外使用的安眠药

这些包括 [①]:

◎ 氯硝西泮

◎ 加巴喷丁

◎ 羟嗪

◎ 奥氮平

◎ 喹硫平

◎ 噻加宾

◎ 曲唑酮

这是一个很有意思的类别，因为某种程度上，任何拥有镇静效果的药品都可以在标签外作为安眠药使用，意思是这个药品并不是为治疗失眠而设计的，但它还是被开出来用于这个目的。通过跟我的医生同事探讨，看起来这是因为医生不愿意开出那些有危险副作用的安眠药（如苯二氮卓类药物），或者因为他们的患者已经试过很多种"专用"于失眠的药物但都没有效果，所以就得试试其他药物。也许这就是为什么

---

① 在这个列表里，我列出了最新的美国睡眠医学会临床实践指南中评估过的药物，还加上了我在接诊时经常遇到的几种药物。

人们获得的治疗失眠的处方，几乎有一半的情况，都是标签外使用的药物。

这里依然包括种类繁多的药物，从抗抑郁药（如曲唑酮），到抗精神病药（如喹硫平），到抗惊厥药（如加巴喷丁）。这个列表里的任何一种药物都没有受到美国睡眠医学会推荐用于治疗失眠，因为没有足够的证据支撑它们的有效性，或是证据显示它们的弊大于利。这可能会吓到你——如果你属于服用曲唑酮治疗失眠的那 1% 的成年人。但是，公平一点儿来讲，医生这样做是因为曲唑酮属于能开的治疗失眠的药物中风险最低的。如果你接近退休年龄，或者年级更大的话，就更是这样。顺便说下，1% 看上去并不是一个很高的比例，但是请记得它的基数是数百万人，这些人都在服用原本不是用来治疗失眠，以及并不被推荐来治疗失眠的药物。

使用标签外药物治疗失眠的另外一个原因是，它有可能更符合患者的整体需求。例如，如果你有抑郁症且同时失眠，医生可能会给你开有镇定作用的抗抑郁药，一石二鸟。请不要认为医生不应该给你开标签外药物，因为有很多因素需要考虑。

非处方助眠药

这些包括：

◎ 对乙酰氨基酚

◎ 苯海拉明

◎ 多拉西敏

◎ 褪黑素

◎ L-色氨酸

◎ 缬草

◎ 其他补充剂和草药

这个类别中的助眠药，名字通常都朗朗上口，比如泰诺或者安睡（ZzzQuil）。有一些患者会觉得，相比处方安眠药，服用这些非处方药会安心一些。然而，正因如此，他们也不太会去阅读剂量说明和风险提示，按说明服药，或者跟他们的医生讨论如何服用这些药物。这让我很担心，因为这些非处方药，也不适合长期服用，而且如果失眠没有明确的原因的话，短期服用也不合适。比如，如果你去阅读泰诺的说明书，你会看到它适用的情况是"与轻度疼痛相关的偶然失眠……不适用于没有疼痛出现的失眠，或者经常出现的睡眠困难。"而且，长期使用还会有肝脏损伤的风险，如果同时摄入酒精的话，风险更大。

美国睡眠医学会临床实践指南并没有特别提到像泰诺那样的对乙酰氨基酚药物，但是，他们提到了其他一些流行的非处方助眠药，包括苯海拉明，L-色氨酸，缬草和褪黑素。这些没有一个获得了治疗失眠的使用推荐。

这些未被推荐的助眠药中，最流行就是褪黑素了。我们值得花时间详细讲讲它，因为它代表了一个非常成功的营销故事。从2003年到2014年间，制药商的销售额增长了5倍多，这还是在欧盟和其他几个国家将此药列为处方药的情况下。在美国，人们不需要处方，就可以轻易地买到它。实在令人担心对此种药品的监管究竟如何。举个例子，人们已经发现，有的药片中褪黑素的实际含有量，比标签上写明的含量多达5倍，并且，有26%的产品里，都含有本不应该出现的血清素。大部分临床试验中使用的褪黑素剂量为2毫克或者更少，所以，如果你在服用非处方褪黑素产品，标签上写着每剂"5毫克"，那么你服用的剂量很有可能已经远远超过现有研究中认为的安全剂量。

用于助眠的药物列表

药物	是否获得 FDA 认证可用于治疗失眠？	是否获得美国睡眠医学会的推荐可用于治疗失眠？ [①]
苯二氮卓类安眠药		
艾司唑仑	是	无立场
氟西泮	是	无立场
夸西泮	是	无立场
替马西泮	是	是
三唑仑	是	是
非苯二氮卓类安眠药		
艾司佐匹克隆	是	是
扎来普隆	是	是
唑吡坦	是	是
巴比妥类		
仲丁巴比妥	是	无立场
司可巴比妥	是	无立场
抗抑郁药		
多塞平	是	是
曲唑酮	否	否
促食欲素受体拮抗药		
苏沃雷生	是	是
莱博雷生	是	无立场
褪黑素受体激动剂		
雷美替胺	是	是
特斯美尔通	否	无立场
抗精神病药		
喹硫平	否	无立场
奥氮平	否	无立场

① 来自美国睡眠医学会最新发表的临床实践指南。是代表美国睡眠医学会临床实践指南中推荐此药物用于失眠的治疗。否代表美国睡眠医学会临床实践指南中不推荐使用此药物用于失眠的治疗。无立场代表美国睡眠医学会临床实践指南中没有提到此药物。

（续表）

药物	是否获得 FDA 认证可用于治疗失眠？	是否获得美国睡眠医学会的推荐可用于治疗失眠？
抗惊厥药物		
氯硝西泮	否	无立场
加巴喷丁	否	无立场
噻加宾	否	否
抗组胺药		
羟嗪	否	无立场
非处方助眠药		
对乙酰氨基酚	否	无立场
苯海拉明	是	否
多拉西敏	是	无立场
褪黑素	否	否
L- 色氨酸	否	否
缬草	否	否
其他补充剂和草药	否	无立场

　　还有一个更大的问题。虽然不是他们的错，但是很多患者对褪黑素的实际作用有误解。非处方助眠药，在广告中是作为助眠产品来宣传的，人们会期待它们有一些镇静效果，但是褪黑素并不是镇静剂——它实际上是一种激素，在我们的大脑中会自然地产生，并且是昼夜节律系统的一部分。在一天 24 小时周期中，褪黑素会随着自然的节奏上下波动（并且会根据环境中光照的多少产生变化），让我们的身体知道，什么时候该睡觉，什么时候该醒来。这也是为什么睡眠专家建议其患者在睡前 4~6 小时内使用（非常低剂量的）褪黑素，因为它能帮助有睡眠时相延迟障碍（即很严重的夜猫子）的人，让他们的夜晚来得早一些，这样他们就能睡得早一些，醒得也早一些。然而，服用褪黑素的时间很重要，因为你在 24 小时节律中错误的地方服用它，可能会把你的睡觉时间改得更晚。不管怎么样，它的作用是改变你的睡觉时间，而不是帮你睡得更长，

或者睡得更快。[①] 这意味着，在睡前服用褪黑素，可能完全没有用，因为你身体中的褪黑素水平已经分泌好几个小时了。或者，在一些情况下，有可能会起反作用，让你入睡得更晚，或者醒来得更早。不过话虽如此，褪黑素很难形成生理上的依赖，或者不利影响，所以如果你已经在服用褪黑素，也不用太担心它的安全性。

请记住，对任何药物来说，在决定是否服用、如何服用以及何时服用的时候，都有很多因素需要考虑。我告诉你的这些信息，并不意味着褪黑素是不好的，或者所有人都不应该服用它。举个例子来说，儿科专家会支持在患有孤独症（自闭症）谱系障碍的儿童中使用褪黑素，因为它在这组人群中，可以让睡眠变得更好，白天的功能也得到改善。患有高血压的成人，如果在使用 β 受体阻滞剂，可能会有褪黑素下降（引起失眠）的副作用，对他们来说，服用褪黑素就可以显著改善睡眠。所以，我强烈建议你，把使用非处方助眠药的情况跟医生谈一谈，虽然你在购买时并不需要他们的许可。

关于非处方助眠药，我想再说一点，我知道读者很想知道："那圣约翰草呢？卡瓦根呢？"目前仍没有足够的证据支持我们使用这些草药和补充剂来治疗失眠，它们中的某一种可能对失眠有奇迹般的治疗作用，但科学家并没有进行研究——这种可能性很低，有两个原因。

1. 在助眠药这个领域，制药公司已经掘地三尺去研究所有可能性了。想想看，如果他们可以证明某种"天然"药品真的对失眠有用，或者可以仿制一个天然药品的化学成分以取得专利，他们能赚多少钱啊！如果这种神奇药草真的存在，你肯定在购买本书之前就早已试过它了。

---

① 褪黑素还被用于治疗其他类型的睡眠–觉醒昼夜节律障碍（见第 16 章）以及如快速眼动睡眠行为障碍等其他睡眠问题。

2. 我们已经知道，慢性失眠来自围绕睡眠的所思和所做，这也就是行为治疗有效的原因。没有任何草药或者任何药物能真的消除条件反射觉醒，或者带给你睡眠驱动力。

我应该开始，或者继续服用失眠药物吗？

虽然我向你展示了失眠药物的效果并不那么理想，但我并不是想告诉你，这些药物不好。实际上，不断有更安全、更有效的失眠药物被开发出来，并且对一些人来说，这些药物就是他们的最佳选择。就算每个失眠的人都能获得行为治疗，肯定依然有一些人更适合药物治疗，这也无可厚非。不过在我的临床经验中，大部分人会倾向于尽可能不用长期服用睡眠药物。而且，当他们到了退休年龄，医生也越来越不愿意给他们开安眠药了。

如果你的情况也是这样，我很理解你面临的两难处境：你可能感觉自己根本没有选择，因为不管是否继续服药，结果都差不多。患者经常无奈地告诉我，他们只能冒着晚年记忆功能损伤的风险，或者忍着早上昏沉不清醒的感觉，继续服药。有时他们意识到，自己之所以白天会感觉这么累，不是因为没睡够，主要是因为睡眠药物的作用还没有过去。有时他们试图停药，但几个不眠夜之后，他们就"吓怕了"，又开始继续服药。

我只想再次告诉你，你拥有决定是否服用睡眠药物的能力，就算现在你不这么认为也没关系。不过，不要独自去做这件事。我要严肃地提醒你，没有经过医生的允许，请不要对你的药物做任何改变，不管是改变服用的剂量、频次，还是时间。举例来说，你目前服用的药物除了治疗失眠以外，可能还有别的作用，比如治疗抑郁、焦虑，或者慢性疼痛。如果是这样的话，那么综合来看最好的治疗方案，也许还是继续服用。

或许你可以换一种相似但没有镇静安眠效果的药物，或者调整剂量或服用时间……总之，这些都要跟你的医生去商讨。

服用睡眠药物背后是什么样的心理过程？

不管你和医生一起做了什么决定，了解你现在对睡眠药物的感受和思考过程，都是有帮助的。这是我想说的：服用（或回避）睡眠药物并不是理性决策。不管是非处方的草药，还是苯二氮䓬类药物，还是抗精神病药物。不管你是在思考要不要开始服药，还是已经服药 20 年了，我打赌，你做决定的过程，肯定不会像每天服用过敏药或者偶尔服用抗生素时那样简单。

实际上，服用睡眠药物的行为，其中有很多心理因素在起作用。我不是说睡眠药物是安慰剂（虽然很多时候确实是），但是我们对这些药物是怎么想的、怎么做的，很大程度上影响了我们与睡眠的关系。例如，如果你曾经有过下面这些体验，就说明你与睡眠，以及睡眠药物的关系中，有强大的心理因素在起作用。

◎ 你曾经在睡前或半夜天人交战，不知道自己是否应该说声"算了"，吃了药，但还是感觉很自责，因为你只想在绝对需要它的时候才吃药。

◎ 你也许已经痛苦了好几个月，纠结到底值不值得冒着可怕的认知功能损伤风险，通过吃药获得稳定的睡眠。

◎ 你把一片安眠药切成两半吃（或者，像我见过的一个患者，精确地切成 1/8 片）

◎ 你试过不止一个牌子的褪黑素，想着万一会有用呢。

◎ 你已经对缬草根、镁片以及各种补充剂都失望了，但也许你只是没找到那个正确的组合呢，所以你仍在不断寻找那个"最佳组合"。

◎ 你尝试过停止服用睡眠药物或者助眠补充剂，但是失败了。

◎ 你还没看过第 1~9 章，就直接翻到这一章开始看了。

这些行为都代表，睡眠药物在你生命中的地位太高了（即使你还没有服用任何药！），并且，这有可能也会让你持续失眠。为什么呢？嗯，还记得第 9 章里，睡眠努力的概念吗？在"吃药，还是不吃药"之间摇摆不定，就是睡眠努力的最佳例子之一。它强迫你在睡前（或者半夜）匆匆做出要不要服药，以及服用多少的决定，试图以某种方式，对你也许很不想服用的药物，衡量好处和风险，还得忍受着因依赖药物产生的内疚和羞愧。这些纠结都会升高——你猜对了！——觉醒，让你更难睡着。而且从更宏观的角度来说，它也会让失眠在你的生活中获得更多关注。

"按需服用"的思维陷阱

为了了解睡眠药物是如何在心理上让你继续失眠的具体例子，我们先来了解一下这个非常强大的"按需服用"的思维陷阱吧。

不管你为了睡觉吃了什么药，我打赌医生说的是"按需服用"，也就是"当你需要的时候再服用"。这意味着，你的睡眠药物，并不应该无限期地每晚都服用，就像降压药那样……至少不应该连续服用超过几个星期的时间。你应该仅仅在需要的时候服用睡眠药物，并且只在短时间内服用。

这样，压力就来到了你的肩头。你得弄明白"按需"到底是什么意思，服药多长时间算太长……这些对你的失眠来说，可谓是火上浇油。这回你不但把睡觉当作战斗，而且还对睡眠药物小心翼翼、如履薄冰，就好像它是危险的东西，让你心生警惕、越发清醒。

我们换种方式来解释：假设朋友邀请你去参加一个聚会。她告诉你，这只是一个很随意、非正式的小聚会，在她妹妹家，大家一起放松放松。但你看到她在为了穿什么衣服而纠结，小心翼翼地准备精致的小点心，还研究妹妹家的房屋设计图。她一边往包里装上防身的指节铜环，一边嘴里紧张地念叨"以防万一"，你会是什么感觉呢？你也许很困惑，而且很紧张。到底自己是要去享受欢乐时光，还是要去奇怪的搏击俱乐部？

这就是你在对睡眠药物过度思考的时候，大脑里发生的事情。你在试图说服你的身体和大脑，对睡觉这事儿放轻松，但是，要不要服药，什么时候服药，什么频率，什么剂量，所有这些跌宕起伏的心理活动，都让你离放松越来越远。有这么多准备、这么多计策，你显然是在为生死攸关的大事做准备。就算你对睡眠药物没有这么多夸张的纠结过程，这样一直对睡眠药物犹豫不决的状态，也会让你与睡眠的关系越来越紧张。

你可能在想："这就是我想尽可能少地服用睡眠药物、不想依赖药物的原因。实际上，我只在真正需要的时候才吃药，而且就算是需要，我也尽量只吃半片。"

可是"真正需要"是什么意思呢？当你醒了一小时还没睡着？两小时？当你连着 3 个晚上没睡好的时候？或者 4 个晚上？或者不一定是连着 4 晚上，只要一周有 4 晚就要吃药？如果你昨晚已经吃了一整片药呢？半片呢？如果之前你已经吃了药呢？如果你非常努力地想要减药，但是发现自己一直在讨价还价，不愿意放手……很不幸，你已经对它产生了心理依赖。

换句话说，通过"只在需要的时候"使用睡眠药物，来试图减少你对它的依赖，这往往会适得其反，导致睡眠变成一个数学问题，让你

在慢性失眠中越陷越深。并且，讽刺的是，这也会让你更难摆脱睡眠
药物。

药物错误地获得了功劳

另一个强大的心理作用，是错误归因，意思是把罪责或功劳归因给
错误的东西，比如你喜欢的橄榄球队赢了超级碗比赛，但你却感谢你的
幸运帽。如果你试过停药，或者试过断断续续地吃药（也就是，只在连
续 X 晚睡不好之后才吃），你可能早已体验过错误归因了。

它的发生过程可能是这样的：你读到了一篇文章，讲的是唑吡坦会
提高认知损伤的风险，所以你决定戒掉它。你很焦虑，因为你已经服用
了很长时间，你对自己不吃药睡觉，并没有多少信心。（更别提你还在想
自己是不是注定要患阿尔茨海默病了。）

就像你预测的那样，你 3 个晚上都没怎么睡，而且你从没感觉过这
么差。在第 4 个晚上，你对自己说："不睡觉也会患阿尔茨海默病的，不
管了。"吃了唑吡坦之后，你美美地睡了 9 个小时。两害相权取其轻，现
在你有证据证明，不吃唑吡坦，你就睡不着。

这样一连串的事件和想法实在是太正常了。在失眠以外的任何场景
下，我可能也会做同样的事。但是，其实我们不需要经历这些，让我们
看看。

◎ 突然停止服用睡眠药物，尤其是像唑吡坦这样的处方药，肯定会
暂时让失眠恶化。这种现象叫作"反弹性失眠"，是一种常见的
戒断反应。你的身体本期待着那个化学物质，突然没有了，它在
对此做出反应。

◎ 这种情况发生几天后，你可能就真的被剥夺睡眠，缺觉了，就跟
你连熬 3 晚准备考试一样。我们在长时间熬夜、睡得很少的时候，

会发生什么？我们的睡眠驱动力会积累得越来越多，都要从存钱罐中溢出来了。在第 4 个晚上，所有这些睡眠驱动力终于冲破了我们身体的戒断反应，让我们沉沉地睡过去。

◎ 但是，你看到的并不是睡眠驱动力终于让你睡着了，而是你撑不住吃的那片药。所以，这就是错误归因。你把功劳都归给药物，而实际上是你自己的睡眠驱动力让你睡了个好觉。

◎ 你不仅错误地把功劳归给药物，而且你还给自己找了"证据"，证明你没有药物就睡不着。但这不是事实！就算是一辈子睡眠都很好的人，如果我连着几个星期给他吃唑吡坦，然后突然停药，他也会产生反弹性失眠的。这种暂时的失眠，是一种药物戒断的生理反应，会随着时间慢慢消失。

如何摆脱睡眠药物

好消息是，如果你想要摆脱睡眠药物，这个过程其实非常简单明了。实际上，这可能是这本书里最容易做的事情了。

我有一位动力满满的患者，叫保罗。他在 2019 年 1 月 2 日给我打电话，说他这一年最重要的目标就是要摆脱一系列助眠药，包括好几种非处方补充剂，以及唑吡坦。他已经试过好多次，每次都失败，但这次他下定决心一定要成功，所以他准备了一万美元的预算。他问我这个时长和预算是否足够。3 个月之后，在医保外只自费了几百美元，他就不需要再服用药物了（并且还计划花 9 800 美元去欧洲度假）。

仅仅因为你以前试过停药但没成功，并不意味着你现在不行。你只需要一些科学的指导和一些建立在事实之上的信心。摆脱失眠药物，最有效且效果持久的方法，是建立在 3 个原则之上。

（1）不再让是否服药的决定，打扰睡眠驱动力等式发挥作用。我们要停止那些讨价还价，那些纠结和内疚。反过来，我们要让服药变成不需要思考的、自动的、没什么新意的行为，你几乎都记不得这是个事儿。事实上，保罗以及我的很多其他患者，最终达成完全停药的结果，都是因为他们连着好几个晚上都忘了服药，然后就再也没有回头。

（2）在完成"再见失眠计划"（或者一个类似的循证失眠治疗计划）之后再开始停药的过程。有了来自失眠认知行为治疗的基础技能和知识，以及"再见失眠计划"中的其他元素，你成功的可能性会大大提升。先与睡眠建立一个牢固的关系，或者至少在朝这个方向努力，就好像在开长途之前先把车修好——这会让这趟旅途按计划进行，顺畅无阻。当你还在进行"再见失眠计划"的过程中，应该继续按原定的计划服用睡眠药物（最好是每晚在同一时间服用一样的剂量，或者间隔固定的时长）。

（3）一点一点逐渐减量。突然就停止服用睡眠药物，通常都不会奏效，因为反弹性失眠实在是太痛苦了。几夜无眠之后的屈服放弃，可能还会强化你不吃药就睡不着的想法。这就是为什么，一些人在突然停药失败后，会变得对睡眠药物比以前更上瘾。另外，有一些药物，如果突然停下来，会有危险的副作用，所以，在没有咨询过医生之前绝对不建议这样做。

对每个人来说，确切的减药流程都是不一样的，这个流程会根据他们在服用的药物而有所不同。但是，他们都需要遵守以上的 3 个原则。例如，苯二氮卓类药物的减药过程通常会比其他失眠药物慢得多，因为它的戒断症状可能会很危险，或者对人造成损伤。接下来，我们一起来看几个减药过程的案例。在阅读之前，我再强调一遍，请你不要在咨询医生之前，就对你的服药行为做出任何更改。举个例子，医生可能会在减药之前，给你换到一个缓释版本的药物上。你可以给你的医生看一下本书中这些减药流程，看看医生是否认同，或者是否会给你一些修改的建议。

手把手地减药步骤示例

规律服用的单一睡眠药物减药

桑德拉的处方是每晚服用 55 毫克的曲唑酮。她试着在大部分晚上只吃半片，然后每周有一个晚上完全不吃药。但是，在压力很大的日子里，她会吃一整片，因为她预感自己会比平时更难入睡。有时她半夜醒过来，会再吃半片药。以下是在做完本书第二部分（睡眠重启）和第三部分（深入探索与睡眠的关系）后，我给桑德拉的建议。

1. 给自己设定一个固定剂量的晚间服药安排，这个剂量接近她现在的服药剂量。不管是什么样的夜晚，都不去服用更多或者更少的药物，而且绝对不在半夜再多吃"救急"的药量。
2. 提前计划好，然后在计划的时间开始减少剂量。在几周的时间内，逐渐把药物的剂量降下来。

桑德拉的每周减药示例（版本 A）：

◎ 第一周：每晚服用 25 毫克（半片）。
◎ 第二周：周二和周五服用 12.5 毫克（1/4 片）。其他晚上继续服用 25 毫克（半片）。
◎ 第三周：周一、周二、周五和周六服用 12.5 毫克（1/4 片）。其他晚上继续服用 25 毫克（半片）。

◎ 第四周：每晚服用 12.5 毫克（1/4 片）。

◎ 第五周：周二和周五服用 0 毫克（不服药）。其他晚上继续服用
12.5 毫克（1/4 片）。

◎ 第六周：周一、周二、周五和周六不服药。其他晚上继续服用
12.5 毫克（1/4 片）。

◎ 第七周：不再服用曲唑酮。

请注意：每周具体是哪几天服用较少的剂量，是桑德拉在减药计划
的一开始就定下来的。一旦她定下了计划，那就不可以再更改。她必须
要遵照这个计划执行，不管她在那个晚上感觉如何，或者有什么特殊事
件发生。这就把所有决策从 6 周的减药过程中拿掉了。

桑德拉的每周减药示例（版本 B）：

◎ 第一周：每晚服用 25 毫克（半片）。

◎ 第二周：每晚服用 25 毫克（半片）。

◎ 第三周：每晚服用 12.5 毫克（1/4 片）。

◎ 第三周：每晚服用 12.5 毫克（1/4 片）。

◎ 第五周：不再服用曲唑酮。

请注意：这个替代方案对桑德拉来说更简单一些，也就是每隔一到
两周的时间，把药量减少 1/4 片。这会更快一些，但是也更容易记住。
不管是哪一个版本，能让你少一些纠结的那一个，就是更好的版本。

如果桑德拉的初始剂量是大部分晚上服用一整片（50 毫克），我们
会做一个相似的减药计划。第一周从每晚服用一整片开始，然后降低到
3/4 片，然后半片，依此类推。

偶尔服用的单一睡眠药物减药

参加失眠认知行为治疗后，苏海勒感到自己的睡眠有所改善，于是他就减少了艾司佐匹克隆的服用剂量。现在他每周有两三个晚上服用1~2毫克的药物。通常他会选择在第二天有繁重工作的前一天晚上服药。他希望能完全摆脱药物。以下是我给苏海勒的建议。

1. 提前给自己设定一个固定的服药时间表，跟他现在已经在做的差不多。既然他已经是每周只有两三天才服药，那么就不需要提高频率，变成像桑德拉那样每晚服药。
2. 提前计划好，每周拿出一天的时间，减少药量。

苏海勒的每周减药示例：

◎ 第一周：在周一、周三和周日服用 1 毫克。
◎ 第二周：在周一、周三和周日服用 1 毫克。
◎ 第三周：在周三和周日服用 1 毫克。
◎ 第四周：在周日服用 1 毫克。
◎ 第五周：完全不服用艾司佐匹克隆。

请注意：你应该已经注意到第一周和第二周是完全一样的。这里我只是让苏海勒的这个过程更安全、更慢一点儿，因为他有时服用 1 毫克，有时候 2 毫克。我更倾向于让他在较低的剂量上稳定地维持几周，然后再降低服药的频率。有时，在提前计划好的日子，他会忘记服用艾司佐匹克隆，这种情况下我们就直接跳过，第二天不用补上。另外再强调一遍，不要在半夜服用任何"救急"剂量。

多种助眠药剂的减药

保罗大部分晚上都服用 10 毫克的唑吡坦。他还会服用 10 毫克褪黑素软糖，非处方的镁片、锌片、缬草、印度人参提取物，以及 L- 色氨酸。他每天晚上都要服用这 7 种助眠药，并且有一套非常精确的服药流程。他在完成 4 次一对一失眠治疗之后，感觉对自己的睡眠有了更多的信心，想要看看自己的药物杂盘里，有多少是可以去掉的。以下是我对保罗的建议。

1. 先从他最不依赖的助眠药开始，一次去掉一种。他在服用的这些非处方助眠药里面，不管是哪一种，都不太可能对失眠症状产生实际的影响，所以先从哪一种开始去掉都无所谓。
2. 当他减到只剩下唑吡坦的时候，每 1~2 周减少 5 毫克。

保罗的每周减药示例：

◎ 第一周：去掉 L- 色氨酸。继续服用其他的。

◎ 第二周：去掉缬草。继续服用其他的。

◎ 第三周：去掉锌片。继续服用其他的。

◎ 第四周：去掉印度人参提取物。继续服用其他的。

◎ 第五周：去掉镁片。继续服用其他的。

◎ 第六周：去掉褪黑素。继续每晚服用 15 毫克唑吡坦。

◎ 第七周：每晚服用 10 毫克唑吡坦。

◎ 第八周：每晚服用 10 毫克唑吡坦。

◎ 第九周：每晚服用 5 毫克唑吡坦。

◎ 第十周：每晚服用 5 毫克唑吡坦。

◎ 第十一周：不再服用唑吡坦。

请注意：实际上，保罗在第 6 周很犹豫，因为他觉得褪黑素很有帮助，他不愿意这么突然就停下。所以我们调整了计划，让他先每两天服用一次褪黑素（同时继续服用唑吡坦），然后在第 7 周彻底去掉了褪黑素。他惊讶地发现，他的睡眠没有任何变化，这让他对减药计划更有信心了。最终，他直接跳过了第 10 周，因为他连着几天晚上都忘了要吃唑吡坦，于是就决定不再继续服用。

在唑吡坦减药的每一步，我们都确保保罗做好了进行下一步的准备。与其反弹到一个更高的剂量，我们更愿意在一个剂量上，比原计划多停留一两周的时间。所以我们并没有急着去完全停掉唑吡坦。

如果你在服用多种处方睡眠药物，请咨询给你开药的医生，来决定先减哪一种。我建议，可以先从非处方药开始，或者是从不太容易造成戒断症状的药物开始，并且每次只减一种。耐心一点儿。要让这个减药的过程可持续下去，而不是操之过急，很快就失去信心，半途而废。

【减少反弹性失眠的小技巧】

◎ 记住这是一个自然的、短暂的反应。使用你前面已经很熟悉的方法，提高睡眠驱动力，降低觉醒。如果需要的话，重新从第 4 章开始做睡眠重启。

◎ 如果你不需要完整地完成睡眠重启，可以考虑填写睡眠日记，这样至少可以保持稳定的起床时间，避免在床上待太长时间。

◎ 加倍使用你以往最喜欢的降低觉醒技巧，比如多做"光照 + 运动计划"，每天做想法垃圾桶练习，每晚做一次正念身体扫描练习。

◎ 如果你发现自己很清醒，或者在为没有睡着而感到焦躁难安，请离开床。记住，睡眠不是努力强迫来的。

◎ 想一想你已经获得了多少成就，坚持一下！想想长期来看，你
　　期待与睡眠拥有什么样的关系。

本章小结

◎ 助眠药种类繁多，包括各种处方药物和非处方药物。其中有一些
是 FDA 认证可用于治疗失眠的；有一些是 FDA 认证但并不是为失眠设
计的，失眠只是它的"标签外"用途；还有一些是非处方药物。

◎ FDA 认证的失眠药物已经被证明可以有效改善夜间失眠症状，专
家普遍认为，对大部分人来说，服用它们的好处大于风险。

◎ 美国睡眠医学会并不建议用"标签外"使用的药物或非处方药物
来治疗失眠。既因为它们很有可能不起作用，也因为它们带来的潜在伤
害大于好处。然而，给你开药的医生可能会有特殊的，并且非常合理的
缘由，来让你服用标签外使用的药物治疗失眠。

◎ 不管是开始服药，更改药物，或者停止服用失眠药物，你都需要
与你的医生共同商讨做决定。

◎ 如果你想要摆脱失眠药物，了解它背后的心理过程是有帮助的。

- "按需服用"的思维陷阱："按需"服用睡眠药物，而不是按照
　固定的时间计划来服药，会提高觉醒，并且让你与睡眠的关系
　更加紧张。

- 把助眠的功劳归给药物，而不是你自己的睡眠驱动力，这会让
　你在心理上更加依赖这些药物。

◎ 要逐渐减药，请咨询你的医生，并且遵循以下原则。

- 不要做临时的决定。在开始行动之前，定下一个不再更改的减
　药计划，然后严格遵照执行。这会把做决定的纠结、苦恼从这
　个减药过程中去除，让你更容易成功停药，并且不会反弹。

- 先完成"再见失眠计划"（或者找一个行为睡眠医学专家治疗一

段时间），然后再开始减药。

◎ 逐步减药，而不是立即停药。有些药物，比如苯二氮䓬类药物，需要在减药的时候非常缓慢，才能让戒断反应带来的潜在危险降低到最小。

第 11 章　做好收尾工作：

关于屏幕、咖啡和其他睡眠卫生习惯的事实

几年前，在杜克大学的诊所里，在我周三出诊的一天之内，对前后看诊的两名失眠患者给出了相反的建议。上午 9 点的患者凯莎，是一位认真严谨的年轻女性。作为一名前职业运动员，她靠自律而成功。当她来找我治疗时，已经停止了日常摄入的所有咖啡因和酒精，晚上 9 点后也不再打开电子设备，而且还避免在傍晚做运动——一切为了更好的睡眠卫生习惯。而上午 10 点的患者魏，是一个外向的年轻小伙。他最近刚刚结束了一段长期的恋爱关系，并且发现自己的"生活中没有了护栏"（他的原话）。他会玩电子游戏，买卖加密货币一直到深夜，周末还经常出去喝酒，一喝就喝多。

这些是我对凯莎说的："姑娘，活出你自己。去享受你的咖啡、酒精，以及电视剧。剥夺自己的小确幸，实际上反而会加剧你的失眠，因为它们都是睡眠努力。"

这是我对魏说的："让我们试试在你的生活中重新增加一些'护栏'——晚上禁止使用屏幕，设定一些减少饮酒的目标，你觉得怎么样？"

我之所以让凯莎放弃睡眠卫生习惯，但最终花了很多次诊疗时间对

魏强调睡眠卫生习惯，是因为物质使用和电子屏幕，在他们与睡眠的关系中，扮演着极为不同的角色。对凯莎来说，不论少许咖啡因或傍晚的光线会给她带来多少潜在的睡眠损害，与睡眠努力带给她的觉醒相比，根本算不了什么。而对魏来说，睡眠驱动力不足和觉醒仍然是他失眠的主要维持因素，夜间活动还是让他无法完全恢复睡眠健康。

我在这里讲他们的故事是因为（老实说，我有点儿担心），在没有机会为每个读者量身定制做调整的情况下，就把这一章推向读者了。举例来说，在后面的内容里，当我描述酒精如何扰乱睡眠时，我就有可能给世界上和凯莎一样的那些人留下错误的印象，让他们认为睡眠是如此脆弱，以至于一滴酒精就会破坏睡眠。但如果我没有提到酒精对睡眠的影响，也是我的失职，因为和魏一样的那些人，需要知道为什么他们在睡眠重启中做得很好，但他们仍然感觉睡眠不好。此外，无论你处于凯莎和魏这两个极端之间的哪个水平，睡眠卫生习惯都不太可能成为你失眠的主要原因，我不希望你以牺牲真正有用的方法（如睡眠重启）为代价，从而极力试图完善你的睡眠环境或者习惯。这就是我一直等到现在才谈论这个话题的原因。

接下来，我会给你提供基于严谨学术研究得出的事实结论，以及我的临床经验见解，然后由你自己决定，这些开放选项到底对你有多重要。不过要记得，如果没有前几章中总结出来的实实在在的努力，单凭本章内容，对你的失眠是没有任何帮助的。本章中的技巧可能会帮你从"我感觉比以前好多了"，提升为"我感觉真的很好"。让我们从最简单的技巧开始。

临睡前运动是没有问题的

关于要避免在临睡前运动的建议已经被彻底推翻。我们不仅从大量的实验研究中知道，晚间运动并不会对睡眠产生不良影响，而且从最近发布的超过 12 600 人的真实生活数据中也可以得知，即便是在睡前两小时内进行中等到剧烈程度的运动，对睡眠也没有什么影响。实际上，运动可以让我们睡久一点儿，并且更容易入睡，因为适量运动通常有益身心健康，更不用说它对增强睡眠驱动力的帮助了。这就是为什么，我强烈建议失眠者尽可能多运动——因为在工作、孩子、天气恶劣和缺乏动力的情况下，就算不限制一天中可以运动的时间，将运动融入生活也足够难的了。

卧室里的电视和其他光源 / 噪音都不合适

我们从大量研究中了解到，减少医院夜间的光线和噪音可以改善患者的睡眠。你的家庭环境大概率会比重症监护室的光线更暗、噪音干扰更少，但如果你在卧室里开着电视或者家庭环境嘈杂，以下都是改善睡眠的更直接的方法。希望现在你已经不再躺在床上看电视，也不再在卧室里安放电视了（还记得条件反射觉醒吗？）。但如果在睡前看电视对你来说是绝对不能妥协的事情，我建议你做如下调整。

◎ 晚上尽量在另一个房间看电视，试着尽量戒掉在卧室看电视的习惯。

◎ 在卧室的电视上设置一个定时关机，这样如果你睡着了，它也会在一段时间后自动关机，而不是一整夜都开着，干扰你的睡眠。

即使你的卧室里没有电视或其他光源（如透过窗户射进来的外面路灯的亮光、伴侣的阅读台灯），你也可能处于在较浅的睡眠中，并且有很多微唤醒打断你的睡眠。当然，许多人没法完全控制自己的睡眠环境，这可能会让人很烦躁。在这种情况下，我强烈推荐耳塞和眼罩。你可能需要一点儿时间来适应。现在我们来谈谈更棘手的话题。

咖啡因这事儿很复杂

2019—2020 年，美国人消费了近 2 700 万袋咖啡。我说的不是那种你在圣诞节送给同事的小袋子，我指的是约 60 公斤的工业咖啡袋。我相信，这里很大一部分因素是我们喜欢咖啡的味道。想象一下，如果每一个星巴克员工明天都罢工的话，会发生什么？不过，这种咖啡的集体成瘾对我们会有什么影响？

不可否认，咖啡因会影响睡眠。我们知道，在实验室进行的系统研究，咖啡因摄入量的增加，对客观测量到的睡眠时间和质量，会有更大的不利影响，这种关联在临近睡觉时更为明显。有趣的是，如果你问问周围的人，他们往往低估了咖啡因对睡眠的影响，没注意到咖啡因会导致睡眠更加碎片化、醒来次数更多、深睡眠减少。

咖啡因为什么会影响睡眠？还记得睡眠驱动力吗？我们白天把它存起来，晚上可以用来睡觉？在大脑化学层面上，睡眠驱动力代表了腺苷的积累，腺苷是能量消耗的副产品——它在大脑中积累得越多，我们的睡眠驱动力就越多。咖啡因会在大脑中与腺苷产生竞争，它通常占据了提供给腺苷停靠的脑细胞受体的位置，以阻断腺苷，并诱使大脑相信腺苷的含量不足（即睡眠驱动力不足）。这就是为什么，如果你必须在漫长的一天后保持清醒，喝咖啡可能会帮助你做到这一点。

但咖啡因是假燃料，它并不像营养食品那样能给你提供真正的能量，也不像睡觉那样可以满足睡眠需求。这就是为什么喝很多咖啡却导致你更累的原因。它用人造的兴奋代替了你实际需要的燃料，迫使你的身体在更少的燃油状况下更加努力地行驶。随着时间的推移，你还有可能对咖啡因产生耐受，变得需要更多咖啡因，才能感觉像你的一般状态。而且，当你在下午和傍晚停止摄入咖啡因时，即便还剩下一些咖啡因依然在继续阻碍着大脑中腺苷的活动，你仍可能体验到因为咖啡因的消退而产生的崩溃感，让你感觉疲惫又兴奋。如果一段时间以来，你经常喝咖啡，你会对这种恶性循环习以为常，你甚至无法思考咖啡因是否在疲劳和失眠中扮演着某种角色。

关于摄入咖啡因的建议比较棘手的事情之一，是人们对咖啡因的敏感度很不一样。所以，每天 3 杯咖啡，如同"吾之蜜糖，彼之砒霜"。一个人对咖啡因的敏感度，一部分取决于基因，基因决定了我们如何代谢咖啡因，以及咖啡因如何影响我们的其他化学系统（如腺苷、褪黑素）。此外，这种敏感度也取决于年龄，在咖啡因对睡眠的影响上，中老年人就要比年轻人敏感得多。

当然，你可能会想："那么，喝多少咖啡对我来说才算'太多'了呢？"由于个体之间的差异太大，所以并没有一个固定值。咖啡因离开每个人的身体系统所需要的时间也有很大差异，这就是为什么关于睡前多久应该停止摄入咖啡因，我们看到的建议时间跨度很大，从 4~11 小时不等。

这对你来说意味着什么？如果你是一个习惯喝咖啡的人，尽管你睡得比以前好了，但你在白天仍然觉得疲倦，请试着逐渐地（非常缓慢地！）减少咖啡因的摄入，看看会发生什么。无论你现在的咖啡因摄入量是多少，减少一些或者在一天中早一些喝咖啡，可能不会有什么坏处。2021 年的一项研究表明，突然戒断咖啡因一周，并不会给睡眠不佳的人带来切实的帮助。但我认为这至少有一部分是因为咖啡因的摄入量过于突然地减少。在第 10 章，我们介绍了如何逐渐减少睡眠药物用量。你也可以用同样的原则来减少咖啡因的摄入。

尼古丁对睡眠有害

吸烟人群通常会出现睡眠较差的情况，他们出现失眠和睡眠呼吸暂停等严重睡眠问题的可能性是非吸烟者的两倍。一方面，是由于尼古丁是一种兴奋剂；另一方面，在夜里撤掉尼古丁后会使人更频繁地醒来，减少快速眼动睡眠，其肺部问题也会使呼吸和睡眠在夜里变得更加困难。

我曾在波士顿的退伍军人管理局协助一个戒烟小组，所以我目睹过，戒烟时碰到睡眠问题有多棘手。对许多人来说，他们戒烟后几乎立即就会体验到更好的睡眠；但对另一些人来说，当他们出现戒断症状时，睡眠就成了一个更大的问题（至少暂时是这样）。这已经是一个困难的过程了，所以我可以理解，再加上睡眠问题，会让事情变得更加困难。如果你正在考虑戒掉尼古丁产品，我建议你找一位行为医学专家，或者参加一个戒烟小组。社会支持和指导，会带给你很大的帮助！

过量饮酒有害睡眠

尽管酒精是一种镇静剂，但它并不能促进高质量睡眠。它可能会让你更快入睡，但随着夜越来越深，你会经历酒精的消退过程，然后体验到更为碎片化的睡眠。长期饮酒不当，会导致深睡眠减少，出现更多睡眠呼吸问题。不幸的是，这也会使戒酒变得非常困难，因为许多人在戒酒后会出现严重失眠和做噩梦的情况。

就像咖啡因一样，酒精对每个人的影响程度也有很大差异。这就是为什么对于喝多少酒、什么时候喝酒可以不影响睡眠，也并没有一个标准答案。有研究显示，即使是少量饮酒（一到两杯酒）也会在一定程度上影响睡觉期间的心率变异性，但很难精准的量化，对某个人来说喝多少是喝太多。

我的观点是，如果酒精并没有影响你的健康，那就好好享受现在的生活，在晚餐和鸡尾酒会上享受你的美酒。少量饮酒不太可能是你睡眠问题的罪魁祸首。但是，如果你担心自己的饮酒量过大，或者只想减少饮酒量，你当然可以以更好的睡眠为动力。但如果你喝酒是为了助眠，我强烈建议你停止这种做法，因为它极有可能会适得其反，使你的睡眠变得更糟，并且增加你对失眠的焦虑。

【总结：各种物质与睡眠的关系】

如果我真戒掉了药物、咖啡、酒精，能治好我的失眠吗？

不一定。一旦你解决了慢性失眠的各种核心维持因素（如长期的睡眠驱动力不足和高唤醒度），减少过量的物质使用肯定有助于改善睡眠，但仅是戒掉所有的物质使用，并不能保证治好失眠。

我需要把这些物质从生活中完全清除才能治好失眠吗？

不一定。你不需要为了治好失眠去当一个苦行僧。例如，对许多人来说，享受少量到适量的咖啡因和酒精对他们的整体睡眠健康来说是完全没有问题的。但请记住，你可能比其他人对咖啡因更加敏感，或者它在你的身体系统中可能会维持更长的时间。所以，作为一种习惯，请选择在一天中较早的时间喝咖啡，并且减少咖啡的摄入量。如果可能的话，我强烈建议你减少或者戒掉尼古丁。

床上伴侣（人类和其他）可能会干扰睡眠

我很爱拥抱，这是我最喜欢做的事之一。几年前，我和伴侣经常和3只狗（两只德国牧羊犬和一只混种拉布拉多犬）一起睡在床上，我非常喜欢这种安排。但是，即使是睡了 9 个小时，我在白天还是觉得很疲惫，也想知道自己出了什么问题。现在我学乖了，就睡在自己的房间里，这样我不需要睡那么久也可以感到精力充沛。为什么呢？我相信主要有3件事对我的睡眠有益。

◎ 减少同床伴侣（人和狗）的干扰。

◎ 在合适的时间上床睡觉。

◎ 更好的空气质量。

减少同床伴侣的干扰

你可能没有意识到，床上有另一个人，对你的睡眠有多大影响。如果你的伴侣是个睡眠健康的人，你每晚平均会被他们唤醒 5.5 次。如果你患有失眠，你每晚会被伴侣唤醒 6.9 次。如果你的伴侣患有阻塞性睡眠呼吸暂停，他们每小时会把你唤醒 9 次；如果对方呼吸暂停严重，还会吵醒你更多次。如果你和伴侣上床睡觉的时间相同，你们尤其会打扰彼此的睡眠。因为这些醒来的时刻都很短暂，所以你大部分时候都不记得了。短暂地醒几次，在一夜良好的睡眠中是很正常的，但有太多由外部因素导致的唤醒则是有害的。

说到宠物，研究显示，许多人很享受和他们的狗共享一张床（我并不感到惊讶），即便他们不认为这会干扰他们的睡眠，客观的睡眠测量发现，和宠物共眠其实是会影响睡眠的。好消息是，当你的狗和你在一个房间里，而不是同在一张床上时，你的睡眠会更好。我和狗狗之间有一个大家都开心的折中方案：我们在同一个房间里，但我睡我的床，它们睡它们的床。对猫主人来说，坏消息是，和猫睡在一起可能会很麻烦，因为猫的昼夜节律与人类截然不同（而且它们对半夜大声寻求你的关注并不会感到内疚）。

在合适的时间上床睡觉

为了好好拥抱伴侣和狗，我之前常常在真正想睡觉之前一个小时就上床。由于我天生属于晚睡型，这意味着我通常是最后一个还醒着的人。我常常一边摆弄着拇指，一边听着周围此起彼伏的鼾声。我的很多失眠患者都是上床时间太早了，他们没有存储到足够的睡眠驱动力，并且他们的昼夜节律也没有达到 24 小时周期上睡觉的时间点。他们还没感到困就上床睡觉，最常见的理由就是他们的伴侣睡得太早。可见，和伴侣分开睡可以允许你按照自己的自然节奏入睡和醒来。

更好的空气质量

有明确的证据表明，空气污染不利于睡眠，无论是你家附近有空气污染，还是夜里卧室的空气质量恶劣。我并不是在把伴侣的呼吸和其他身体功能与空气污染进行比较（因为总有一天他会读到这里），但我必须要说，当我们睡同一张床时，开着窗户时我的睡眠质量明显会好很多。这是有道理的——当我们清醒时，我们的身体和大脑会在氧气充足的情况下更好地运转；在我们睡觉时，没有理由会有所不同。几年前，当我和一个 160 多斤的人，以及一共 180 多斤的几只狗睡在一个小房间里时，我非常确定我呼吸了太多的二氧化碳。当然，这是一个极端的例子。如果你家里通风良好，而你的卧室里只有一个其他生物，这应该不成问题。

我应该和伴侣分开睡吗？这会不会对我们的亲密关系产生不良影响？

在大多数人看来，分开睡觉的夫妇会被认为关系不好。这挺没道理的。当你们都失去意识时，就没有理由要睡在同一个床上了。你们又不是在进行有意义的对话，或者共同做出重大的人生决定。实际上，如果你们都能睡得更好，这可能会对你们的关系有所帮助，因为双方都会有更好的心情。

如果你只是喜欢和伴侣一起躺在床上，或者担心分开睡会减少亲密感，那么仍然有办法可以做到两全其美。我会在伴侣睡觉前，和他依偎在床上聊聊天，然后在他睡着后，再起身去做自己的事。这样，我们便可以做到一起上床睡觉，并且都遵循着自己的自然昼夜节律，同时享受到不受干扰的、含氧量高的睡眠。这并不是说你必须和伴侣分开睡才能改善睡眠。对很多人来说，同床共枕的舒适感对其整体健康非常有益。如果是这样的话，那就尽情享受吧！你可以通过使用耳塞和眼罩来减少睡眠干扰，记得在你困的时候再上床睡觉，并保持卧室通风良好。

【卧室伙伴检查表】

☐ 如果狗整夜都在卧室里，就让它在自己的床上睡觉。

☐ 猫比较容易自给自足，可以训练它待在卧室外过夜。

☐ 如果同床的伴侣打鼾或患有阻塞性睡眠呼吸暂停，请分开睡，或者使用质量优良的耳塞。

☐ 如果你或你的伴侣睡觉时会动来动去，或者以其他方式干扰到了对方的睡眠，请考虑一下分房睡。

☐ 如果你们已经分房睡觉了，可以考虑在熄灯前一起上床，一起享受在床上的时光。

☐ 保持卧室通风良好，可以打开窗户／门，开着风扇。

夜间的屏幕使用

你可能听说过，夜晚过于明亮的光线会抑制褪黑素产生并干扰睡眠。以下是相关理论背景：大脑主导生物钟的，是视交叉上核，它能帮助我们在晚上感到困倦，以及在白天感觉清醒，这中间有一部分是通过褪黑素的释放进行调节的。褪黑素应该在晚上达到峰值，然后在凌晨时消退。视交叉上核怎么知道什么时候应该释放褪黑素呢？靠光线。如果有很多光线照进了眼睛，视交叉上核就知道这是白天。如果进入眼睛的光线少得多，那一定是夜晚。具体来说，短波长的光（蓝光，也是广谱光的一部分）会告诉视交叉上核现在是白天，并抑制褪黑素的分泌。如果我们在晚上接收到过多明亮的光，如来自电子设备的光，那么我们可能会抑制褪黑素的分泌，提高警觉性，进而干扰睡眠。

事实上，有证据表明，晚上暴露在更多屏幕光线下的人，夜间睡眠质量更差，早上更迟钝，而且通常对睡眠的主观感受并不好。在实验室精准控制的条件下，晚间两小时的短波（蓝光）照射，不仅会使睡眠更加碎片化，还会导致第二天的白天更容易犯困和注意力缺失。睡眠专家研究了人们突然开始更长时间地使用屏幕时，会发生什么。2020 年新冠肺炎疫情居家隔离的第一周里，意大利的一些研究人员对 2 000 多人的电子屏幕使用习惯进行了调查，结果发现增加电子设备使用的人，同时也体验到睡眠恶化，包括出现更多失眠症状。

像这样的研究并不完善。例如，在新冠肺炎疫情居家隔离的研究中，长时间使用电子设备的人，可能也经历了其他重大的生活变化，如失业、社会孤立、白天久坐，所有这些都会导致睡眠变差。不过，关于电子屏幕使用和睡眠之间的研究越来越多，这引起了我的兴趣。就在我打字的此时此刻，晚上 9 点，我正在对自己进行减少蓝光照射的措施。然而，在你发誓要在晚上禁止电子屏幕之前，让我们来做一些澄清和警告。

晚上的灯光照射量没有白天的日光照射量重要

一切都是相对的。我们的大脑在调节褪黑素的分泌时，并不仅仅考虑晚上有多少光线。它还会考虑我们近期的光照史，也就是我们一天早些时候的光照量。事实上，这种调节强大到可以通过白天获得的明亮光线，消除晚上屏幕使用带来的负面影响。例如，在瑞典，研究人员让参与者下午到他们的实验室，在这个灯光明亮的环境中度过六个半小时左右，然后在睡前两小时让他们读实体书或在平板电脑上读电子书。接下来，所有参与者接受了整夜的睡眠监测。在阅读纸质书的参与者和阅读电子书的参与者之间，没有任何睡眠上的差异——他们睡眠时长、睡眠质量、褪黑素水平和第二天的运行状态相同。

这个结果似乎与其他研究是相矛盾的。其他研究发现，晚上使用两个小时明亮的屏幕会干扰睡眠，但这里不同的是，所有参与者白天有大量时间都是在明亮的光线下度过。作为参考，明亮的实验室光照强度约为 569 勒克斯，比一般有窗户的办公室要亮一些。一般客厅的光照强度大约是 200 勒克斯，室外阴天的光照强度是 20 000 勒克斯，阳光直射的光照强度是 100 000 勒克斯。

如果你白天在昏暗的环境中工作（如家庭办公室、隔间、仓库、实验室），那么你可以安装更多的广谱灯，坐在离窗户更近的位置，或者午休时去户外散步。你可以发挥创意，想尽办法获得日光的照射。这会帮助你就算晚上使用电子设备，也不会影响睡眠。

减轻夜晚光线的影响很容易

完全禁止在晚上使用屏幕，对大部分人来说是不现实的，不过你可以降低它们的影响。短波长光（如蓝色）会抑制褪黑素。长波长光（如橙色）则不会。目前，对于智能手机上的夜间模式，或者防蓝光眼镜是不是真的有效，研究人员之间还没有完全达成共识，但有证据表明这些方法至少有一定的帮助。如果是患有失眠、注意力缺陷 / 多动障碍、双相情感障碍、睡眠时相延迟障碍（又称极端夜猫子）或以上这些症状组合的人群，他们尤其可能从防蓝光眼镜中受益。我本人发现它们是很有帮助的，尽管我只是一个中度晚睡型的人（即严重程度不足以被认定为睡眠时相延迟障碍）。

举例来说，研究发现，在晚间佩戴两小时的防蓝光眼镜会让失眠患者对他们的睡眠感觉明显变好，甚至会使实际睡眠时间增加，与最常用的失眠药物带来的睡眠时间增长几乎相同（大约每晚 28 分钟）。另一项研究将防蓝光眼镜与失眠认知行为治疗相结合，发现这种眼镜可以增强整体治疗效果。

尽管关于这一主题的研究仍然很少，但这些发现似乎给我们带来了希望。你可以在许多商店买到防蓝光眼镜，网上也有，价格不到 20 美元。我建议你买一副橙色或者琥珀色镜片的眼镜，因为透明镜片不太能阻挡短波长的光线。你可以在睡前戴上几个小时。白天不要戴防蓝光眼镜（除非眼科医生要求），因为这可能会适得其反，使你的昼夜节律恶化。记住，白天和晚上光照量的差异是适当分泌褪黑素的关键。

如果你喜欢晚睡，你的昼夜节律可能对晚间的光线更敏感

如果你是一个倾向于拖延上床睡觉的人，或者你在度假期间很容易转成晚睡晚起的模式，那么你可能属于晚睡型。这代表你在生理上，天生就比其他人更喜欢晚睡晚醒，你也会对晚间明亮光线的相位延迟效应更加敏感。如果你晚上过度使用屏幕，就有可能推迟你的睡眠时间，而这对你的影响，要比对一般人更大。这就是为什么，如果你知道自己是一个天生的夜猫子，就需要格外小心——白天要有充足的明亮光线，晚间要戴上防蓝光眼镜，以及在睡前给自己一段充足的、没有屏幕的逐渐放松的过渡时间（至少约 30 分钟）。

你屏幕上（和脑海中）的内容可能比光照本身更关键

并非所有屏幕都是一样的。例如，在电子阅读器上阅读简·奥斯汀的小说，可能不如在电脑上玩射击游戏那么刺激。这里并没有硬性规定你应该或不应该进行什么内容，因为对某人来说有意义或者令人放松的事情，可能并不适合另一个人。晚上也没有必要把任何有刺激性的东西抛开，因为无聊地摆弄拇指对你的睡眠也没有什么好处。这就是在凯莎身上发生的情况——她在晚上不使用任何电子设备时会感到孤独和无聊，由此产生的焦虑，给她带来的失眠比任何屏幕带来的都多。

我建议你诚实地面对自己，晚上花费在电子设备上的时间是否令你满足和愉悦，或者你只是通过看电视来消磨时间，或者是由于缺乏其他能引起兴致的东西而刷各种社交媒体。你可以试着在这两类活动中找到平衡：一类是主动去浏览增加幸福感的内容；一类是为了满足身心需求而去探索非电子设备类活动。举例来说，晚上可以这样：看你最喜欢的电视节目，在社交媒体上与朋友聊聊天，然后做一些拉伸运动，写写日记，抱抱你的狗。在准备睡觉的时候，以一集轻松愉快的娱乐节目来结束这个夜晚，然后带着一本书上床睡觉。

【合理使用电子设备的计划】

对我来说，晚上参与电子屏幕上的这些活动，是令人愉快或有意义的。

☐ 观看以下特定的电视／流媒体节目：＿＿＿＿＿＿＿＿＿
（持续时间＿＿＿＿＿分钟）

☐ 参与这些社交媒体平台：

☐ 脸书（现改名为元宇宙），用于＿＿＿＿＿＿＿＿
（持续时间＿＿＿＿＿分钟）

☐ 微信，用于＿＿＿＿＿＿＿＿＿＿＿＿＿＿＿＿
（持续时间＿＿＿＿＿分钟）

　　□ 照片墙，用于＿＿＿＿＿＿＿＿＿＿＿＿＿＿＿＿＿＿

　　　（持续时间＿＿＿＿＿＿分钟）

　　□ 抖音，用于＿＿＿＿＿＿＿＿＿＿＿＿＿＿＿＿＿＿＿

　　　（持续时间＿＿＿＿＿＿分钟）

　　□ 其他，用于＿＿＿＿＿＿＿＿＿＿＿＿＿＿＿＿＿＿＿

　　　（持续时间＿＿＿＿＿＿分钟）

□ 玩视频 / 手机 / 平板电脑游戏:＿＿＿＿＿＿＿＿＿＿＿

　（持续时间＿＿＿＿＿＿分钟）

□ 浏览这些网站 / 论坛:＿＿＿＿＿＿＿＿＿＿＿＿＿＿＿

　（持续时间＿＿＿＿＿＿分钟）

□ 使用以下应用程序:＿＿＿＿＿＿＿＿＿＿＿＿＿＿＿＿

　（持续时间＿＿＿＿＿＿分钟）

□ 其他，用于:＿＿＿＿＿＿＿＿＿＿＿＿＿＿＿＿＿＿＿

　（持续时间＿＿＿＿＿＿分钟）

　　对我来说，晚上参与这些不需要电子屏幕的活动，会是一件令人愉快或有意义的事情。

□ 拉伸运动或轻度运动

□ 读书

□ 写日记

□ 与伴侣共度时光

□ 与家人、宠物共度时光

□ 与朋友们聚聚

□ 练习正念或冥想

□ 宠爱一下自己:＿＿＿＿＿＿＿＿＿＿＿＿＿＿＿＿＿＿

□ 参与有创造性的事情:＿＿＿＿＿＿＿＿＿＿＿＿＿＿＿

　　☐ 培养自己的兴趣爱好：_____

　　☐ 做轻松的家务：_____

　　☐ 其他：_____

我将通过以下方式，缓解可能存在的夜间光线照射问题。

　　☐ 白天获得很多明亮的光照

　　☐ 在这些时候到室外去：_____

　　☐ 为我的室内工作环境添加广谱光，通过：_____

　　☐ 让晚间少一些明亮的光线

　　☐ 将我的屏幕使用时间减少到：_____

　　☐ 戴防蓝光眼镜

　　☐ 其他：_____

我做了这些改变，用来帮助我坚持完成上面的计划。

　　☐ 在我的智能手机上设置提醒来开始／停止某些活动（如到室
　　　外去、查看工作邮件、开启放松时间）

　　☐ 在晚间定时开启平板电脑和智能手机的夜间模式

　　☐ 设置好休息时间（苹果系统）或专注模式（安卓系统），在
　　　晚间限制来自应用程序的各种通知

　　☐ 在智能手机／平板电脑的应用程序中，开启时间管理设置，
　　　在某个应用程序上达到使用时间限制时提醒自己

　　☐ 购买必需的光照物品（如办公桌的灯箱、防蓝光眼镜）

　　☐ 对自己坚持了一周的计划给予奖励

　　在失眠治疗的尾声，凯莎和魏的睡眠和整体健康状况都有所改善。凯莎最大的变化是，她不再不停地分析自己的睡眠状况，这减轻了她的

压力，让她在晚上能自然地过渡到困倦模式。对魏来说，最大的变化是他建立了一个更加规律的生物钟，并学会了有意识地安排自己想参加的活动以及什么时候参加。例如，他仍然想继续交易加密货币，但他决定将这个行为限制在每天早上的 15 分钟内，而不是之前的一整天和一整晚，所以他将交易应用程序放在了智能手机屏幕的最后一页，并禁用了通知提示以避免诱惑。

他们都没有完美的睡眠卫生习惯，这是重点。凯莎需要远离完美，而魏需要向着完美前进。通过一些反思和修补，你也会弄清楚自己需要朝着哪个方向前进。

本章要点

◎ 晚上运动完全没有问题。

◎ 晚上开着电视（或卧室里有其他明显的光线／噪音）会干扰睡眠。

◎ 一般来说，过度使用任何精神活性物质（任何改变大脑感知或功能的物质），对睡眠都没有益处。这包括咖啡因、酒精、尼古丁等。

◎ 然而，这并不意味着你需要或者必须为了睡眠而完全戒掉这类物质的摄入。例如，当你与睡眠保持良好的关系时，很多人都可以摄入少量到适量的咖啡和酒精。了解自己对这些物质的敏感程度，并且当你犹豫不决时，可以试着减少摄入量，看看它是否有所帮助。

◎ 床上的伴侣（人和动物）会通过其动作、噪音和在房间里消耗氧气来扰乱睡眠，也会让你在不适合你作息时间的时刻上床睡觉。你可以试着分开睡觉，或者使用耳塞、眼罩和更好的通风来缓解这些可能出现的问题。

◎ 夜间过度暴露在光线下会干扰睡眠，并导致第二天疲劳。如果你天生就是夜猫子，那么你的睡眠和昼夜节律可能特别容易受到光线的干扰。

◎ 但是，白天大量的明亮光照可以减少（甚至消除）晚上屏幕带来的各种负面影响。如果有时间，就多出去走走。

◎ 还是要想一下你晚上要在电子设备上使用什么媒体，以及为什么使用。在屏幕和非屏幕活动之间，找到一个能令你的夜晚充满乐趣和意义的平衡点。

第 12 章　回望过去，计划未来：

如何保持现在的收获，度过艰难时期，并与睡眠保持终身健康的关系

　　睡眠常常会在正式进行失眠治疗之后的几个月里，持续地得到改善。根据我正在进行的，对数十项失眠认知行为治疗临床试验的分析，参与者在治疗结束后，会感觉更好，在三到十二个月后可以比原来多睡 20 分钟。这是个好消息，因为无论你通过自助使用"再见失眠计划"得到了什么收获，它们一般都会持续存在，而且情况可能会变得更好。

　　当然，任何一段关系都需要维护。事实上，幸福的已婚人士大都会告诉你，一段关系越亲密，我们就越不应该把它视为理所当然。你与睡眠的关系也没什么不同。现在你已经重新启动了你的睡眠和昼夜节律系统，学会了使用技巧来改变看待睡眠的视角，并且放下了那些无用的睡眠努力，你已经赢得了与这位"老朋友"更加健康的关系。

　　现在，是时候来复习一下，过去你在这学到的主要概念和技术，以及那些你想继续努力的内容。不要等到出现问题再采取行动。让我们从如何主动采取措施开始，让这段关系保持得更长久、更稳固。

学会欣赏

最近我的患者韦恩，单从数据上看，他做得极好。之前，他平均每天需要花两小时才能入睡，但在治疗结束时，他平均只需要 30 多分钟。他甚至将睡眠药物的使用量减少了约 75%，并有望完全摆脱它。在最后一次治疗中，我很激动能和他一起回顾他的进步。但令我惊讶的是，他对自己的睡眠状况依然很不满意。他仍然担心，每晚会短暂地醒来一到两次。让他感到失望的是，经过所有努力，他还是没法做到"一觉睡到天亮"。

韦恩的情况并不罕见。有时候，我们太专注在改善睡眠这个目标上，以至于我们只能看到还不完美的地方。有时，那个唯一的美中不足，会被我们放大到难以忍受的程度。

我们每晚醒来几次是完全正常和健康的。不过即便抛开这个事实，韦恩还是没有从全局去看待这件事情。当我们把视野打开，回顾发生在他睡眠（以及他与睡眠的关系）上各个方面的变化时，他突然看到，自己在几周内已经取得了多大的进步。他说："哇！如果你在 3 个月前把我现在的睡眠模式描述给过去的我听，我会认为就是场白日梦！"确实，韦恩越来越惊讶于他的睡眠变得有多好，以及不完美但挺不错的睡眠对他的整体生活质量产生了多大的影响。你可以和韦恩一样，从学会欣赏自己的睡眠开始，开启未来的幸福生活。问问你自己：

◎ 我欣赏自己睡眠的哪些方面？睡眠给了我哪些帮助？

◎ 随着睡眠的改善，我的生活发生了怎样的变化？

◎ 睡眠状况变好的是哪些方面？我的生活在哪些方面变得更好了？

为了回答以上这些问题，去比较一下你一开始学习"再见失眠计划"

时的数据和你最近几个星期的数据。如果你正在使用共识睡眠日记应用程序，查看一下图表中过去几周的变化情况。这些数据发生了什么变化？有哪些是数据还没有捕捉到的东西，比如你花在为睡眠反刍思考上的时间？同时，你把与睡眠的关系放在重要的位置，并且为之投入，你也要为自己记下功劳。问问自己：

◎ 有哪些技能和知识是我以前没有而现在拥有的？

◎ 在维系我和睡眠的关系上，我有哪些地方做得很好？

◎ 我现在在哪些方面更有信心了？

◎ 我已经克服了哪些没有助益的模式？

花点儿时间自我欣赏，这不仅是为了让自己感到温暖而开心（尽管这个理由已经足够了！）。欣赏你的睡眠，无论是现在还是未来的任何时候，都是帮助你抵御暂时的挫折和适应睡眠模式变化的关键技能。

【给睡眠写一封情书】

这是一个俗气的（可选的）练习，我个人很喜欢。你可以把睡眠当作一个人，给它写一封情书。从"亲爱的睡眠……"开始，列出你对它的热爱和欣赏。假装你是一个乐队歌手，与睡眠一起在浪漫的海滩漫步，被这份迷恋所折磨。记下你为了表达你的爱恋，对它将做出什么承诺。留好这封信，将来在遇到困难时再拿出来读一读。

付出和支持

在一段有毒的关系里，重要警示信号就是，其中一方总是索取、索取、索取，要求、要求、要求，期望伴侣投入和给予支持，但他并没有在这段关系中给予对方同等的付出，这肯定会严重破坏两人的关系。如果你发现自己因为睡眠很糟而变得非常挫败，它并没有给予你所需要的——让我们暂停一下，然后看看你是否给睡眠提供了它所需要的东西。总之，你的身体和大脑不是什么奇迹创造者，他们只能根据你提供的原材料来工作。下面这些是很好的起点。

◎ 继续你的"光照 + 运动计划"，这包括：
- 白天多晒太阳，尤其是早上。[1]
- 晚上尽可能减少强光照射，可以调暗屏幕亮度或者戴上防蓝光眼镜。[2]
- 每天要让身体活动起来，哪怕只是简短的锻炼。不需要是高强度的运动，只要你持续坚持，经常去做就可以。

◎ 保持规律的生活作息，包括：
- 每天在同一个时间起床，包括休息日。
- 每天在同一个时间规律饮食，不要不吃早餐。

◎ 要合理而小心地对待药品。[3] 当你有疑虑时：
- 尝试减少咖啡因摄入量。
- 尝试减少酒精摄入量。
- 尝试减少或者戒掉尼古丁类物质。
- 与医生一起检查你的睡眠药物（以及其他可能影响睡眠的药物）。

◎ 为睡眠创造一个温馨的环境（不要过分追求完美主义），包括：

---

[1] 快速复习：这应该包括尽可能地待在室外。如果你必须在室内待很长时间，早晨就打开灯箱接受 30 分钟的广谱光照。无论你的办公室是明是暗，都要增加光照，尤其是当你没有坐在大窗户前的话。

[2] 记住，重点不是避免光照，而是要使白天和夜晚所获得的光线之间形成巨大的反差对比。没有必要在晚上把全部屏幕统统关掉。

[3] 当减少抽烟或戒烟时，要有耐心，因为戒断症状可能会使睡眠在开始好转之前变得更差。当你正在努力戒掉某种难戒的物质时（如香烟），我强烈建议你去咨询一下相关专家。

- 确保睡眠环境通风良好。
- 如果睡眠环境中有过多的噪音／光线，戴上耳塞或眼罩。
- 如果你和你的伴侣（或宠物）其中一人经常打鼾，或者睡梦中动作很多，请考虑分床睡觉。

◎ 平时要在健康习惯上保持投入。例如，营养均衡，并在出现健康问题时及时就医。

做一个好的倾听者

关于睡眠最神奇的事情之一就是，它能根据你的需求去适应。不论你是在进行马拉松训练，或者正处于生病康复期，或者正处于一段非常情绪化的感情经历中，你的身体会自动地调整睡眠状态，去支持眼下最重要的目标。你的身体会倾听内心的声音。但是我们并不会常常去倾听我们身体的声音。相反，我们对自己的身体总抱有各种期望并提出各种要求，当他们的表现没有达到我们的期望时，我们会感到沮丧。在这样的单方面关系中，我们越来越不知道自己的身体需要什么，而且，我们给自己强加了一些"睡眠应该是什么样"的武断想法，使我们与睡眠的关系变得更加紧张。以下是如何成为一个好的倾听者：

◎ 带着正念接近你的身体。规律练习正念呼吸和身体扫描，即使时间很短。请记住"正念"简单地说就是感受当下，不评判任何事情的好坏。只需简单地感受你身体的各种感觉。

◎ 困倦和疲劳是完全不同的。当你觉得自己只想蜷在床上时，问问自己有什么样的感觉。如果你感到困了，那就该上床睡觉了。[1]

---

[1] 如果你在白天经常感到困倦，除了规律的小睡之外，是时候去咨询一下医生睡眠呼吸暂停的可能性，或者检查你正在服用的药物。

如果你感到疲劳（或者精疲力竭、疲惫不堪、无聊、行动迟缓，等等），问问你的身体到底有哪些需求。

◎ 不要不假思索地使用咖啡因（或其他物质）来克服困倦。你不必戒掉咖啡。但是，要因为享受才去喝它，或者因为你享受早晨来一杯咖啡提神，而不是因为你需要多次提神来维持你的一天。如果你觉得没有咖啡因就无法正常工作，问问你的身体到底需要些什么。

◎ 疼痛不是"软弱正在离开你身体的过程"，而是它在呼救。不要强行忍受疼痛和其他警报信号，如疲劳过度的信号。休息和滋养你的身体并不是软弱或者自我放纵的表现。这是应该做的，负责任的事情。

◎ 不要把睡眠看作提高成绩的手段。对于那些想在睡眠追踪应用程序上争取名列前茅的科技爱好者来说，多睡 5% 并不意味着你的表现会提高 5%。如果将睡眠视为提高生产力的一种手段，那会使你远离真正对你重要的东西——对身体的真实需求保持好奇，才能获得真正的健康。

◎ 永远对变化保持开放的心态。变化中蕴藏着美好和奇妙。你的睡眠可能每周、每季度都会有差异，当然也会每年都有差异。不要将期望拘泥于过去事情是怎么运转的。要发掘你的身体现在需要什么，可能是比以前睡得更少或者更多，或者睡眠模式发生变化。在任何特定的时刻，唯一"正确"的方式就是，满足身体的需要。

抱有真实且合理的期待

另外还有一个阻碍人们与睡眠之间长期关系的常见因素是"期待升级"。你告诉自己："是的，情况变得好多了，但有时我还是会碰到难熬的夜晚。我不是应该每晚都睡得很好吗？我白天确实感觉好多了，但是每天早上还是会有一段无精打采的时间。我不是应该能够跳下床，准备好出发了吗？好吧，现在我真的不再失眠了，但是我真的想多睡 5%，这样我白天的表现就能提升 5%。"

记住，你是人类，不是机器人。有很多因素都会影响睡眠，心情、精力水平、甚至是我们对这些事情的感知，我们不可能控制所有这些因素，我们的人生一直在防范不完美。以下我想要简要地给你一些提醒，在健康的睡眠关系中，有哪些表现是完全正常的。

◎ *你每晚应该至少醒来几次。* 如果你不记得大部分或任何一次醒来的时刻，是没问题的。即使你确实记得一些，这也是非常正常的，并不意味着睡眠质量差。

◎ *每个人都会有失眠的时候。* 我当然也会！这并不代表你整体的睡眠健康不好，或者与睡眠的关系不好。

◎ *大多数人刚醒来时都会感觉昏昏沉沉、没有动力、行动迟缓。* 这被称为"睡后迟钝"，是完全正常的。活动活动身体，大约半小时后，我们的各个系统才能完全启动。

◎ *有时你睡得很好，但白天仍然感受很累。* 这是因为大多数导致疲劳的因素与睡眠无关。记住补水、吃好、运动、社交、休息、反思、培养你的创造力，并接受有时候疲劳是人类正常状态的一部分（甚至是一大部分，如果你有孩子）。

◎ *有些人比你更容易入睡且不容易醒。* 这并不意味着你的睡眠不好，甚至不意味着他们的睡眠比你的好。事实上，如果在你生活中有人可以轻而易举地入睡，并且在任何情况下都能打鼾，他们可能需要去做一下睡眠呼吸暂停的筛查。因为，入睡如此容易代表着过度嗜睡，这是一种睡眠障碍的常见表现。

◎ *你并不需要拥有一个完美的"睡眠分数"。* 如果你决定再次使用睡眠监测设备，它也无法准确地报告你的睡眠情况，尤其是涉及具体的睡眠阶段。它所给你的睡眠分数，可能有意义，也可能没什么意义，这取决于分数的算法。信任你与睡眠的关系，依赖你现在已经掌握的睡眠知识，比相信睡眠监测设备要好得多。

要灵活和宽容，而不是霸道专横

即便是抱着现实且合理的期待，当事情莫名其妙地发生变化时，还是会令人沮丧。比如，你的朋友在最后一刻取消了晚餐约会，或者你的伴侣看似无缘无故地发脾气。我们可以选择盯住这件事，扮演侦探的角色，探究它为什么会发生，反复地想它本不应该是这个样子。或者我们可以接受有时候事情就是不完美的，而我们永远不会知道到底是为什么，这没关系。如果我们能灵活、宽容地对待偶尔出现的睡眠问题，就会更容易与睡眠保持良好关系。这对那些容易失眠的人来说尤其如此，因为失眠正是被反刍、过度分析和僵化的期望培养出来的。还记得睡眠努力吗？现在让我们来复习一下如何放下它。

◎ 警惕完美主义。如果你发现自己在想"如果关于睡眠的这一个方面能够稍微再好一点儿就好了……""但是如果我能再走最后半英里就能达到 X……"时，请退一步，想一想目前已经进展得很顺利的事情。要有耐心。去为那些你能控制的东西而努力，放下那些你还不能控制的东西。

◎ 不要再去研究如何改善睡眠。绝大多数关于睡眠的网络文章都存在不完整、误导或完全不正确的内容，它们只会动摇你的信心，并让你陷入睡眠努力的流沙中。还有，感谢来自家人和朋友的关心，但请他们不要再给你发关于睡眠的文章。

◎ 不要围绕睡眠去计划你的生活。要保持规律稳定的生活节奏，但不要因为社交或旅行可能暂时打乱你的睡眠计划，而将它们拒之门外。如果你在聚会上玩得很开心，或者想放纵自己多喝点儿鸡尾酒，就不要让完美的睡眠卫生习惯成为阻止你的理由。

◎ 不要在睡眠上花很多钱。如果高级床垫让你的背部感觉更舒服，你为此着迷，那就去买吧！但是，如果你发现自己正在考虑花大价钱，准备买那些专门预防失眠，或者让你的睡眠水平"更上一层楼"的产品，你就要明白，你不需要它们——你买来的只会是睡眠努力和那些不合理的期望。

◎ 放下睡眠追踪的小工具。我想知道，如果失眠（或曾经失眠）的人放弃这个习惯，他们的睡眠焦虑会减少多少。要相信你自己和你的睡眠。这个小工具，连可操作的、临床上合理的建议都不能为你提供，用它来跟踪睡眠，简直是太没道理了。

◎ 最重要的是，不要试图让自己睡着。如果你正在做一些专门用来助眠的事情，无论是冥想、数羊，还是打开或关闭助眠小工具，你都过分努力了。如果你现在不想睡觉，那再多的劝说也无法改变这一点。试图说服，只会把睡眠推得更远。离开床，利用这多出来的、与自己相处的时间，去做一些让自己愉快的事情。

在遇到失眠反复时如何重启睡眠

我们都不可避免地会经历压力、旅行、计划被打断、健康状况变化和其他可能使睡眠偏离正轨的事件。在你的一生中，睡眠的各种需求和模式也会发生变化。例如，更年期就是因为改变了睡眠模式而声名狼藉。失眠复发有时候也会发生。这些情况对于那些接受过类似于"再见失眠计划"治疗方案的人来说，并不特别常见，即便真的发生了，要知道这是你与睡眠长久关系中的一个正常现象。

如果你发现自己再次失眠了，不要惊慌，也不要自责，你已经凭借着克服失眠的知识和经验，处在了一个比读这本书之前更好的状况了。通过欣赏自己的进步、给予睡眠所需要的元素、保持合理期待和灵活应对，你会在睡眠方面打下更坚实的基础。

以此为背景，你可以采取一些具体的行动，应对睡眠变化。

当你正处于扰乱睡眠的事件高峰时，只需倾听你身体的需求，不要过度拘泥于规则

随风弯曲的竹子是不会折断的。我们在情况发生变化时必须保持灵活性，这意味着，要倾听身体的需求，而不是拘泥于规则。例如，如果你刚刚做了个手术，就不要尝试保持你之前的作息时间。你应尽最大可能在白天保持明亮光照，同时，你想睡多久，就睡多久。如果你刚生完孩子，而且夜里还要继续照顾孩子，那么在白天，根据自己的需求，想补觉就补觉，同时慢慢让新生儿养成白天清醒、晚上睡觉的作息模式。[①]
如果你正在经历一个压力很大（但可能是暂时）的事情，比如说你正在办理离婚、正在搬家的过程中，而你在这几周里，却没有条件缓解压力，那么安眠药正是为你这种情况而发明的。在重启你与睡眠的关系之前，服用睡眠药物（当然是由医生开的处方）来得到缓解，并没有任何过错。

你可能会遇到各种各样的情况，而我不可能一一给予你具体的指导，告诉你如何精准攻克难关。所以，有疑问时，就倾听你的身体。如果你困了，那就意味着你需要睡眠。如果在你极度想睡觉的时候也不困，那就意味着你需要其他东西，如伴侣的情感支持或泡个热水澡，而不是强

---

① 婴儿出生时的睡眠模式里并没有明确的昼夜节律。别担心。他们在出生后的 3 个月内就会发展出这种昼夜节律，之后他们晚上的睡眠会比白天多得多。你可以通过在白天给他们晒太阳和晚上让灯光变暗来帮助其形成昼夜节律。

迫自己睡觉。请你尽最大努力，保持规律的昼夜节律、白天明亮的光照，以及其他良好的身体和心理健康习惯。当压力情况得以缓解，或是你已经可以应对自如时，就可以继续下一步行动。

当你再次准备好专注于睡眠健康时，从记录睡眠日记开始

通常，你只要简单地坚持每天记录睡眠日记，一两周后，情况就能有所改善——你会获得睡眠-觉醒模式现状的鸟瞰图，并记起第一次参加"再见失眠计划"时，那些对你有帮助的事情。例如，你可能会注意到，你在床上花的时间比你意识到的要多得多，或者你的起床时间在一周内变化非常大。你甚至会发现，现在的情况与你上次遇上慢性失眠时并不一样，可能这次，你需要专注于不同的技能。

如果有需要，再进行一次睡眠重启

如果你发现自己再次陷入失眠模式，经常难以入睡／保持睡眠，奔逸的思维难以停止，或者感觉自己的睡眠模式变幻莫测，那么，是时候返回到本书的第二部分了（睡眠重启）。根据睡眠日记呈现的情况，你可能需要去固定你的睡眠-觉醒时间，缩短你的卧床时间，或者在你为入睡（或醒来后再次入睡）而挣扎时，开始坚定地下床。你可能会发现第二次的睡眠重启会更容易一些，因为你大概率是从一个更好的状态下开始的，并且已经知道会发生什么了。

注意你关于睡眠的思考和感受

人们很容易回到旧的思维方式。如果你发现自己在反复琢磨睡眠问题，把一切问题都归因于睡眠，对失眠感到沮丧或焦虑，那么，是时候重温本书的第三部分了（深入探索与睡眠的关系）。你需要在一周时间内，追踪有关睡眠的想法（它们常常比你想象的更难识别！），更新你的

口袋——苏格拉底式提问。有关睡眠努力的内容也可以很好地提醒我们，哪些行为并没有那么有用，即使它们看起来应该挺有用的。别忘了，你以前成功击退过失眠，所以要相信自己能再次打败失眠，也要相信你与睡眠之间的关系。

如果有需要，去咨询睡眠专家

与其从互联网上拼凑那些不可靠的信息，不如去找行为睡眠医学专家进行咨询。我们掌握的不仅是睡眠科学，还需要从临床实践的角度，在个人整体的背景下，帮你理解自己的睡眠状况，并提供相对应的指导。如果你已经完成了整个"再见失眠计划"，你可能就不需要与专业人士一对一沟通那么长时间。正规医院的睡眠科，至少有一部分是可以由保险支付，所以它可能比你想象的便宜一些。

如何去享受更好的睡眠关系带来的好处

到目前为止，我们已经介绍了改善你和睡眠之间关系的各种方法。不要忘了，所有方法都旨在让你拥有更健康、更充实的生活。有时候，我们太专注于解决问题本身或追逐目标，以至于忘了为什么这么做。所以，让我们把视野放宽，回想一下，如何真正享受好的睡眠所带来的益处，然后一起来结束"再见失眠计划"之旅。

与睡眠之间有更好的关系，意味着获得更多的自由

尽管我们是以一些公式化的"规则"开始了睡眠重启的过程，但那从来都不是我们的最终目标。重启睡眠，重建我们与睡眠关系的全部意义，是让你在生活中获得更多的自由，而不是被失眠带来的各种规则、内疚、焦虑和其他事情所束缚。至此，希望你已经不需要密切关注你的

睡眠–觉醒时间（是的，你现在可以停止记录睡眠日记了！）或与睡眠相关的想法了。如果你还在学习这些技能，没问题！按照你自己的节奏去做，记住最终的回报，是能够灵活自然地应对不断变化的睡眠需求，对让睡眠偏离正轨的那些有趣的机会说"好"，而不用去担心睡眠卫生习惯是否完美。如果你可以与睡眠保持良好的关系，那么睡觉就不会再像打工一样累了。

令人满意的睡眠，意味着身心更加健康

失眠是一种压力源。当我们走出失眠的困境时，就会少了很多精神和身体负担，这就意味着减少了抑郁和焦虑、减少了炎症、减少了疼痛，以及可以更好地应对其他健康问题。改善睡眠后，医疗费用也会相应减少。众所周知，失眠患者通常会承担更高的自费医疗费用，即使他们没有直接花费在失眠治疗上面。拍拍肩膀鼓励一下自己，或者给自己买点好东西犒劳一下自己吧。

更好的睡眠意味着有更多的资源来享受生活

你现在不再需要为睡眠做努力了，有了更好的健康和额外的时间，现在你想做些什么呢？考虑一下，有没有什么人际关系或者活动，曾经因为睡眠问题而中止（或从未开始）。即使情况还不算完美，也是时候：

◎ 与老朋友重新联系一下。

◎ 多出去约会几次。

◎ 寻找一个新爱好。

◎ 回归一项运动或者训练。

◎ 读读小说（而不是励志类书籍）。

◎ 进行艰难但是必要的对话。

◎ 重新评估你的工作 / 职业。

◎ 进行创作。

◎ 对自己好一些。

◎ 其他:_____

对睡眠更有信心，意味着你可以拥有更宽广的视野

除了良好的睡眠健康，你的生活中还有什么是重要的？现在你已经不必过度关注睡眠了，你可以看看你的生活中，什么对自己更重要，是时候做一下"为自己写悼词"的思想实验了。别担心，这并不像听起来那么病态。简单地问问自己，生活里的哪些部分对你来说很重要。此生你想记住生活中的哪些方面？对自己诚实一点儿。为了帮助你头脑风暴，以下是一些价值示例。

同情	财富	权力	亲密	力量
传承	创意	独立	好奇	美丽
健康	归属	公平	冒险	贡献
智慧	忠诚	地位	成长	家庭

以上这些没有一个是你必须要有的价值，也没有哪个比其他更好或更坏。圈出那些让你有共鸣的，划掉那些你不喜欢的，然后头脑风暴一下，看能否对自己有更多了解。好好睡一觉，再检视一遍你的清单。朝着那个一直被你忽视的重要的价值，采取一两个小小的行动。

要有耐心。认清价值并跟随价值行动是一生都要做的事，现在你与睡眠之间已经有了牢固的关系，你就有了更多的自由去探索。

韦恩又开始出去旅行了。这是他很多年来一直觉得没钱去做的事情，但现在他再也不担心睡眠了，他开始渴望冒险。他预订了去德国参加慕尼黑啤酒节的行程，这是他一直想去体验的事情。后来他告诉我，他在那里由于玩得太开心了，所以睡得并不多，但这并没有困扰他，因为他

相信，自己与睡眠的关系即使是在时差和派对之后，仍有弹性。多么振奋人心！现在，你想要带着新建立起来的自信做些什么呢？

本章总结

◎ 祝贺你完成了"再见失眠计划"！我希望你与睡眠的关系好多了。

◎ 为了长期保持你的收获，你需要：

- 欣赏自己的睡眠和取得的进步。

- 为睡眠提供它需要的东西 —— 稳定的规律、舒适的环境，不过量使用咖啡因等物质。

- 倾听你的身体需要什么，而不是把你的期待强加给它。

- 对睡眠要有合理和现实的期待。

- 要有灵活性，不要完美主义。

◎ 如果你正在经历一段睡眠艰难的时期，比如：

- 当处于睡眠不足的情况时，根据需要补觉（而不是死守规则）。

- 当准备好回归正轨时，从记录睡眠日记开始。

- 如果有需要，再进行一次睡眠重启（本书第二部分）。

- 注意自己对睡眠的感觉和想法（本书第三部分）。

- 如果有需要，请咨询睡眠专家。

◎ 别忘了享受你的劳动成果。当你与睡眠有了更好的关系以后，你就会有：

- 更多的自由，摆脱了与睡眠相关的各种规则、焦虑和内疚。

- 更好的健康状况和更低的医疗支出。

- 更多的精神空间来享受生活。

- 有机会从更宽广的视野，重新审视自己的人生价值。

第四部分

你与睡眠关系里的
变化和挑战

第13章 你好，激素!

孕期、产后和更年期的睡眠

在我写这篇稿子时，肚子里马上要足月的女儿正在欢快地踢着我的肚子。就算我昨晚睡了 10 个小时，此时还是昏昏欲睡，我还知道自己今晚将会很难入睡——这就是我在过去几个星期里一直在经历的状况。这不是我的个人情况，78% 的孕期女性都认为，怀孕期间的睡眠状况是她们一生中最糟糕的。

考虑到女性[①]患失眠的可能性是男性的 1.5 倍，女性的睡眠健康却并没有受到更大的关注，这令我很抓狂。这种差异早在青春期就开始出现，然后在每次重大的生殖系统变动期间（孕期、产后、更年期）会再次加剧。按理说，健康倡导者应该会卖力宣传和讨论女性睡眠问题才对。这

[①] 在本章节中，当我提到"女性"或者"母亲"，我是直接引用了研究中使用的词语。老实说，我不知道这些词语在研究文献中的确切含义。目前，关于跨性别者睡眠的研究很少，主要研究的还是关于不同性别人群承受的压力对睡眠的影响。此外，大多数关于睡眠的研究没有区分性别和性特征。这就是为什么，我们很难说目前关于女性睡眠的知识是否只适用于顺性别的女性，还是适用于每个拥有女性生殖器官的人，或者每个经历特殊激素波动或生活事件（如更年期、成为家长）的人，或其他定义。我会尽我所能做到更精确，并且我们都希望未来的研究能为这些问题提供更多的认识。）

一主题内容很多，值得拥有自己的书（或系列书籍），所以这一章的篇幅是远远不够的。不过，我会尽力总结出，当你与睡眠关系恶劣时，最有用的几个知识点。

怀孕期间睡眠是如何变化的?

3/4 的孕妇都表示自己的睡眠质量变得很差，其中 1/2 的孕妇还有非常严重的睡眠问题。大约有 38% 的孕妇患上了临床意义上的失眠（几乎是普通成年人患上失眠概率的 4 倍），并且这个比例在怀孕的最后 3 个月还会更高。鉴于怀孕会对人体的生理、心理以及社会活动，带来一系列巨大的变化，这些数据也并没什么可让我们惊讶的。妊娠期常见的睡眠问题如下。

孕早期（最初 3 个月）

◎ 白天困意增加。

◎ 总睡眠时长增加。

◎ 夜间醒来的次数增加。

◎ 深睡眠减少。

◎ 夜间出现不适情况（如乳房疼痛、尿频）。

孕中期

◎ 较孕早期夜间睡眠质量有所提升。

◎ 与孕早期相比白天嗜睡和疲劳状态有所缓解。

◎ 打鼾、鼻塞情况出现或加重。

◎ 做一些非常清晰的梦。

◎ 可能出现不安腿综合征。

◎ 背部和关节疼痛。

孕晚期（最后 3 个月）

◎ 白天的疲劳和困倦加重。

◎ 夜间碎片化的睡眠（即多次醒来）也增多。

◎ 深睡眠和快速眼动睡眠减少。

◎ 在床上体位带来的不适感变重。

◎ 背部、关节和盆骨疼痛更加严重。

◎ 做很多清晰的梦或者噩梦。

◎ 阻塞性睡眠呼吸暂停的风险增加。

◎ 不安腿综合征的风险增加。

我们不可能去完全控制以上这些睡眠变化，但是如果了解这些情况发生的原因，可以帮助我们知道如何应对困难，以及如何在怀孕后恢复良好的睡眠。

激素变化

在孕早期，人绒毛膜促性腺激素（HCG）水平大约每两天翻一倍。孕酮（又称黄体酮）和雌激素在怀孕期间也会急剧升高。巨大的激素变化，对睡眠有直接影响。

◎ 人绒毛膜促性腺激素和孕酮具有催眠作用，这就是为什么怀孕的人白天会更困，以及晚上可能需要更长的睡眠时间。

◎ 孕酮，会导致孕妇夜间睡眠碎片化（即多次醒来）。这就是孕妇在晚上醒来的频率更高，即使夜里睡了很长时间也觉得没休息好的部分原因。

◎ 雌激素会减少快速眼动睡眠。它还可能导致上呼吸道阻塞，从而引起或者加重打鼾和阻塞性睡眠呼吸暂停的症状。

◎ 激素变化还会导致其他身体状况，如恶心、烧心、关节不适、乳房疼痛和尿频，让睡眠变得更加困难。

解剖学和物理方面的各种变化

怀孕后就像外星人接管了你的身体一样，对你的睡眠很不友好。你可能会出现以下情况。

◎ 体重随着怀孕而迅速增长，引起或加重打鼾和阻塞性睡眠呼吸暂停的症状。

◎ 腹部和骨盆的压力带来很多不适和疼痛，在夜间越来越难找到一个舒适的睡眠姿势。

◎ 鼻塞会导致口干，在夜间需要摄入更多的水分，从而出现更频繁的排尿情况。

◎ 夜间会有更剧烈的胎动，夜里正是宝宝最喜欢在子宫里踢来踢去的时间。

◎ 孕期缺铁的情况会越来越严重，这会显著增加患不安腿综合征的风险，这种综合征主要在晚上发作。

心理和情绪方面的各种变化

怀孕期间，你不仅身体经历着诸多变化，还会经历以下的情绪波动和心理变化。

◎ 焦虑和抑郁，这在怀孕期间是非常常见的，而且这些症状必然会扰乱你的睡眠。

◎ "筑巢"表现，这是一种为了迎接新生儿所产生的强烈动力，这会使你很晚了还在想，要为宝宝做什么准备。

如何在怀孕期间处理好睡眠发生的变化？

很可惜，对于上述绝大多数影响睡眠的妊娠期因素，我们并没有太多的方法去预防，尤其是那些激素的转变和生理上的各种变化。不过你可以放心，这些症状大多不会永远持续下去，而且在妊娠期结束和产后几个月后，大多数人的睡眠都能恢复正常。如果你正身陷其中，以下有一些应对方法。

◎ 运用"再见失眠计划"里的方法，但是在"睡眠重启"的部分请对自己宽容一些。记住，妊娠期失眠只是一个短期情况（虽然它发生时让人觉得会永远持续下去），你现在唯一需要做的就是最大程度地照顾好自己。你可以尝试一些方法去应对睡眠问题，避免它发展为长期失眠，但也千万别过于努力，免得带来的压力反而大于益处。比如，我不会限制自己卧床时间一定要少于 7 小时，或者如果你是个长睡眠者，不用限定自己的卧床时间一定要少于 8 小时。只要你没有经历过强迫自己睡觉的强烈焦虑，在床上休息时间长一些是可以的。

◎ 在困意强烈的高峰期（孕早期和孕晚期），可以安排小睡。你可以在白天安排出 1 小时（如果条件允许甚至可以安排 2 小时）来小睡一下，或者至少在中午让自己稍微休息一会儿。这样可以避免自己在晚上看电视时打瞌睡，对夜间睡眠产生负面影响。如果你还坚持上班，没办法好好小憩的话，就还是尽可能地在午休时间休息一会儿，而不是去工作或与同事社交。

◎ 每天保持固定的起床时间，同时也要倾听自己身体需求的变化。稳定性是生物钟的好朋友，所以不要让你每天的起床时间在一周内疯狂地变化。但是在整个怀孕的过程中，要允许你的睡眠时间表根据每一阶段孕期的需求做出调整（例如，在精力充沛的孕中期之后，你可以晚一些起床，孕晚期需要更多的睡眠）。

◎ 确保在白天能够获得充足的日晒光照。这么做能获得双倍收益，既可以帮你调整生物钟，还可以让婴儿出生后更容易建立昼夜节律系统。目前还不清楚给胎儿带来这种好处具体是怎么做到的，但这肯定是值得的投资，因为相信我，你的婴儿早点儿知道如何区分白天和黑夜，就会少哭一些。

◎ 要严肃对待打鼾和阻塞性睡眠呼吸暂停的症状。如果你在怀孕前就打鼾，或者有睡眠呼吸暂停的话，在这个重要的阶段，为了你和胎儿的健康，你要比以往任何时候都重视它。如果你以前从未出现过打鼾的情况，但是在孕期出现了，那么你患妊娠高血压和抑郁症的风险，甚至比那些一直打鼾的人更高。睡觉时，出现阻塞性睡眠呼吸暂停的迹象还包括喘不过气、窒息、打呼、醒后头疼，或者口干，以及高血压。阻塞性睡眠呼吸暂停的风险因素包括超重和颈围较大（但我也见过苗条的人，以及顶级运动员患有阻塞性睡眠呼吸暂停，这方面宁可谨慎也不要冒风险！）。由于安排相关测试和接受治疗可能需要数周的时间，所以要尽早请医生帮你转诊给睡眠专家。

◎ 将本书第二和第三部分学到的技术运用到生活的其他方面。比如，你可以对自己无益的自动思维有更多的觉察，然后使用口袋——苏格拉底式提问，应对与睡眠无关的问题。这个阶段也是一个练习正念的好时机。这些技术都能缓解怀孕带来的焦虑、思维奔逸和身体压力。

◎ 孕期保持饮食营养均衡，还可以咨询专业的营养师。营养均衡对所有方面都很重要，特别是有助于预防由于低铁蛋白水平（即低铁储量）导致的不安腿综合征。同时优良的饮食结构还有助于缓解疲劳。

◎ 不要等你需要时再去寻求产前物理治疗师的帮助。这是我在孕中期做过的最棒的事情。有很多事情你并不知道自己还存在知识盲区，他们关于孕期运动和姿势方面恰当的指导，可以帮助你缓解疼痛、防止损伤，甚至改善你的心理健康。

◎ 提前与心理咨询师建立联络，不要等需要时再去找。能更好地应对情绪波动，就意味着会有更好的睡眠，更好的睡眠会带来更好的情绪应对能力。围产期抑郁和焦虑非常普遍，我认为每个孕妇都应该接受一些预防性的心理咨询，尤其当你有心境障碍病史，预计会有分娩困难，社会支持少或曾经有睡眠问题，这更是一个非常好的做法。

产后阶段睡眠会怎样变化？

当家里有人怀孕时，那些善意的家人（和陌生人）的第一反应就是对你说"恭喜！"，第二句就是"要享受你当下的睡眠，因为小宝宝出生后你就再也没法睡觉了"。这个情况在我第一次怀孕时着实让我担忧了一阵。当时我的睡眠已经被身体不适、激素以及每 26 分钟就要去小便一次等，搞得很糟糕，难道还会变得更糟糕？我的担忧是合理的，因为产后睡眠毫无疑问对父母和婴儿的各个方面都有着重要的影响。例如，研究者早在几十年前就知道，产后抑郁症在一定程度上与婴儿的性格有关（如婴儿是否爱哭闹）。但最近的研究发现，如果我们从统计上考虑母亲的睡眠碎片化情况，婴儿性格与产后抑郁之间的关系就会消失。也就是说，婴儿哭得有多厉害并不是关键，但是新生儿母亲睡眠质量的糟糕程度，的确会影响她对婴儿性格的感知和反应，而这反过来又会对情绪产生影响。

讽刺的是，对产后睡眠的担忧，成了我怀孕期间睡不着的原因之一。从那以后，我对这一课题的研究有了更细致的理解，并获得了一些宝贵的个人经验（以及从一大批当了妈妈的朋友那里获得的间接经验）。

以下是一般情况下，我们对产后睡眠的预期。

坏消息

◎ 产后 1~3 个月将是产妇睡眠最差的一段时间，尤其是对于初为人母的人群，或是孕前已有睡眠问题的产妇。

◎ 明显的睡眠中断，就是为了夜间哺乳新生儿而多次被唤醒。除非你能负担得起住家月嫂，或者你的伴侣能够完全承担夜间对婴儿的照料，否则这是无法回避的问题。

◎ 现在较少有人讨论这个，但是我觉得它可能是个更大的问题，那就是严重的昼夜节律紊乱。母亲从怀孕期间到产后，白天暴露在日照下的时间会骤减，这会使其褪黑素的昼夜节律曲线变平，同时破坏夜间睡眠和日间功能。

◎ 还有一个有关昼夜节律的问题：婴儿的主要照料者（通常还有其他照料者）晚上睡得更少，白天睡得更多，这也使我们生物节律的昼夜差异变小，曲线变平。

◎ 你还可能经历一些由于暂时睡眠剥夺、睡眠碎片化和昼夜节律紊乱而带来的不太寻常的产后睡眠症状。它们可能包括以下情况。

- 噩梦

- 睡惊症（忽然间惊醒且伴随着剧烈的恐惧或者痛苦，但没有做梦）

- 睡瘫症（已经醒来，但是在几秒钟或者几分钟内无法移动身体）
- 睡眠幻觉（在快要睡着或者醒来的时候会出现幻听或者幻视）
- 睡眠宿醉（醒来的时候非常迷糊，失去判断力）

好消息

◎ 新生儿会在出生后 1~3 个月内的某个时间，发展出自己的昼夜节律，这会让每个人都能在晚上睡得更久一些。

◎ 最主要的照料者可以通过坚持自身的睡眠节律，帮助新生儿建立自己的昼夜节律（例如，白天接受更多的光照，进行更多活动，晚上则两项都相应减少）。

◎ 父母通常在产后 3 个月可以恢复正常的夜间睡眠效率。如果这是你的第二个（或后续的）孩子，你的夜间睡眠会恢复得更快些。我个人认为，这是因为你的第一个孩子多少会迫使你保持一种正常的白天和晚上的节奏，因为你要带孩子在户外活动，这会让你在白天获得充足的光照，以保持你的昼夜节律。

◎ 如果你进行母乳喂养，你的睡眠在晚上会变得更加碎片化，但神奇的是你会比正常时获得更多的深睡眠。

◎ 实际上，夜里母乳喂养可能意味着你在产后的最初几个月会获得更多的睡眠。如果在夜间纯母乳喂养，母亲每晚可能会多睡 40~45 分钟，这有可能是因为准备奶瓶更费时间，而且非母乳喂养的新生儿不太容易被母亲重新哄睡。

在实践中，尽量最小化坏消息的影响，最大化好消息的影响，你可以做以下这些事。

◎ 在孩子出生前，就要建立好自己的睡眠-觉醒节律，要按时吃饭，尽可能在白天出去晒太阳。这会强化你的昼夜节律，帮助胎儿在出生前就开始学习昼夜模式。不过不要过于执着这一切，仍然要听从你的身体，按自己的需求来小睡片刻，吃点儿零食，必要时休息一下。

◎ 在孩子即将出生前，尽可能寻求他人的帮助（包括白天的帮手）。如果你有同居伴侣，可以暂定一个产后夜间轮流"值班"计划，这样其中一个人负责照顾孩子，另一个人可以连续睡几个小时。①

◎ 当孩子出生以后，要清楚第一个月全都是为了生存。在产后最初的几周时间里，不论是对你还是对新生儿，都别太在意那些所谓的"良好睡眠习惯"。例如，当婴儿昏昏欲睡的时候把他放下吧。你可以迟一些再培养孩子独立睡眠的习惯，确保你和婴儿都得到尽可能多的睡眠。不过，你要遵循婴儿的睡眠安全注意事项，比如让他在平坦坚实的平面上仰卧睡觉。

◎ 同时，尽可能恢复到你自己之前的昼夜节律（并且帮助婴儿建立他们的昼夜节律）。

- 尽可能多地晒太阳，哪怕只是一次几分钟猛晒一下。室内灯光是远远不够的。你需要阳光直接照到你的脸上，或者在一臂远的地方有一个 10 000 勒克斯的灯箱。就算是阴天，在室外待着也比室内开灯要好得多。

- 在白天进行适量的运动（按自己的节奏来！②），当你身体恢复好

---

① 例如，我家的计划是，我会在晚上 9 点上床睡觉，一直睡到凌晨 2 点，这期间由我的伴侣"值班"（在此期间，他可以尽情地打盹儿）。然后轮到我"值班"时，他会从凌晨 2 点睡到早上 7 点。现实中，它可能不会这样完美地分隔开，但你明白这个意思就行。我建议将上半夜不中断的睡眠时间安排给母亲，因为那是她们能够拥有大部分深睡眠的时间段，她们也需要扎实的睡眠来恢复生理机能。

② 我最近有一个案例，这名女性在产后两周就开始每天跑步 4~6 公里，只是为了让自己非常累，从而能睡得更好。不要这样做！女性分娩后的一段时间里，身体都需要恢复。做那么多运动并不能让你睡得更好，因为它会导致你的身体处于高度戒备状态。刚生完孩子就需要狂奔的唯一原因，是你要逃离猎食者，这样会让你的身体释放更多的肾上腺素和皮质醇。

的时候，哪怕只是去门口的信箱取一趟信也行。如果你身体准备好了，哪怕你只是在房子周围溜达溜达也比整天躺在床上要强。

- 尽量减少夜间的灯光照射。换一些暖色光的夜灯，这样你在夜间醒来的时候可以安全地在房间里移动，而不必每次都要打开明亮的屋顶大灯。

- 尽量减少夜间的活动和刺激，把和孩子玩耍的时间放在白天进行，晚上醒来时保持无聊和舒缓的感觉。

◎ 如果条件允许，尽量缩短白天待在卧室里的时间。白天让孩子在卧室外面的摇篮（或者其他安全的睡觉的区域）里小睡，你也要在卧室之外开展你的活动或者休息。这能同时帮助你和孩子将白天和夜晚区分开来。

◎ 如果你决定母乳喂养（或者用吸奶器吸出母乳），不要担心在晚上进行。这看上去似乎与直觉相反，但泌乳对睡眠带来的益处，也许可以对冲起床喂奶 / 吸奶对睡眠的打扰。

◎ 当新生儿在白天开始养成更规律的小睡时间，也请你尽可能让自己的小睡时间变得规律起来。产后一个月左右，尽可能不要在一天内多次小睡，或者在下午太晚的时候小睡。你需要重新回到平时正常稳定的夜间睡眠时间上去。

◎ 晚上没必要让每个人都在同一个房间里睡觉。如果你的伴侣或者婴儿的状态弄得你非常难以入睡，这很可能是由于你天生对婴儿高度警觉。如果可能，和伴侣轮流到另一个房间睡觉。谁今晚"值班"，谁就和婴儿谁在同一个房间，另一个人就去其他房间睡一个没有打扰的安稳觉。

◎ 先确保安全，其他就顺其自然吧。遵循婴儿的安全睡眠准则，确保自己的睡眠空间安全（比如，挪走会绊倒你的危险物品，因为你在凌晨 3 点起来时会迷迷糊糊、笨手笨脚）。要知道，由于严重的睡眠和昼夜节律紊乱，睡瘫症和睡眠幻觉等怪异的睡眠体验可能会在短期内出现，几周后就会缓解。当这些状况真的发生时，深呼吸，然后做正念练习将自己拉回现实。如果这些症状变得更剧烈，或者持续长达数周的话，请咨询睡眠专科医生。

◎ 产后 3 个月左右，婴儿应该可以做到在夜间远远比白天睡得多（婴儿睡眠时间更长，中间醒着的时间更短），同时，你也可以在夜里获得一天大部分的睡眠。在这个阶段，你大概率还需要在夜里起来给孩子喂奶，但应该很容易重新入睡了，而且白天也不会轻易睡着了。如果情况不是这样，可以咨询睡眠专家来评估你的情况。

更年期期间睡眠会怎样变化？

不论是更年期问题还是睡眠问题，对大多数人来说都是很常见的事情，尽管如此，这个问题却令人难以回答。在这个领域的研究大多数聚焦于围绝经期的睡眠障碍，却几乎没有任何关于这段时期内正常睡眠变化的知识[1]。冒着让更年期看起来必定会产生睡眠问题的风险，我们从临床研究文献中了解到以下内容。

◎ 45~50 岁的女性出现睡眠障碍的可能性，几乎是其他年龄段女性的 4 倍。

◎ 超过 50% 的绝经后女性有失眠症状，主要是由于潮热（通常可以通过激素治疗缓解）造成的。

◎ 用多导睡眠仪客观测量时，我们发现处于晚期围绝经期的女性，在睡眠过程中会出现更多过度觉醒，这很可能是由于潮热造成的。

---

① 我的研究助理卡罗尔·克利芒博士认为，这是因为更年期被医学化了——我们集体把它看作一种女性疾病，而不是一种正常的生理经验来对待，我认为这是一个非常好的观点。

◎ 女性患阻塞性睡眠呼吸暂停的风险变高。在更年期早期，女性的呼吸暂停 / 低通气（睡眠中呼吸中断）的次数提高了 21%，在更年期晚期再次提高 10%。总体来说，绝经后女性患中度或重度睡眠呼吸暂停的可能性是绝经前女性的 3.5 倍。

◎ 然而，在那些没有睡眠呼吸暂停症状的人中，并没有发现更年期期间的重大睡眠变化。这表明更年期女性对睡眠质量的感知变化，是其在此阶段感觉睡眠如此糟糕的原因之一。

上面的情况总体看来确实比较悲观，但这些风险因素并非完全不可控。我治疗过很多对睡眠情况不抱希望的更年期女性患者，后来她们都为自己能够与睡眠重新修复良好的关系而惊喜。实际上，至少有一项高质量的临床试验表明，作为"再见失眠计划"的核心组成部分，失眠认知行为治疗对改善更年期前后的失眠是有效的。

这里有一些方法，可以让你在激素波动的时候，还能保持睡眠稳定：

◎ 所有"再见失眠计划"的原则都是适用的。本书第二部分"睡眠重启"里的各种方法，依然可以最快、最可靠地让你的睡眠在生理上有一个新的开始。使用本书第三部分中的方法，去检查你与睡眠的关系，也是你与睡眠建立可持续健康关系的最佳途径。

◎ 管理好你的血管舒缩症状，这是更年期失眠症状的主要原因。行为治疗的方法可能很有用，如对潮热和夜间盗汗的认知行为管理。

◎ 切记，这些都是睡眠随着年龄和生活方式而产生的自然变化。在更年期阶段并不只有激素在变化，我们也经历着生活方式（如活跃程度）、生理和心理方面的健康状况以及社会角色的各种转变。不要在这场大转变中期望睡眠还能保持不变，要倾听我们身体的需求，并对看上去与以前不同但依然健康的睡眠保持开放的态度。

◎ 积极留意睡眠呼吸障碍（如阻塞性睡眠呼吸暂停）的征兆和症状。
女性更难被发现睡眠呼吸暂停，因为此主题的医学研究都是建立
在男性患者的样本基础上。所以，宁可过度谨慎，多与医生讨论
打鼾、白天嗜睡、血压升高、体重增加或醒来时口干或头痛的情
况，尤其是当有人发现你在睡眠中有呼吸暂停或喘不过气的时候。

◎ 依然在生理、心理和社交上保持活跃。对于空巢老人来说，是时
候重拾以前的兴趣爱好，广交朋友，出去旅游，享受人生！你会
收获欢乐以及良好的睡眠。

如果你目前尚未经历孕期、产后或者更年期这几个阶段，并且这一
章的内容，让你对这些看似不可避免的睡眠劫数感到害怕，那么你要知
道，它们中没有一个会破坏你与睡眠的整体关系。可以承受住变化的关
系才是良好的关系，能欢迎变化的到来就更棒了。只要你继续珍惜睡眠
这个朋友，关心它、宽容它、尊重它，你们很快就会再次幸福地生活在
一起。

本章小结

◎ 孕期、产后和更年期都是激素、情绪和生活方式发生巨大变化的
时期。在这些时期，睡眠通常会受到影响。

◎ 在怀孕期间，人们往往会感觉到更疲劳，白天更困，总睡眠时长
更长，但夜间睡眠更碎片化；同时，患阻塞性睡眠呼吸暂停、不安腿综
合征和频繁噩梦等睡眠障碍的风险变得更大。

◎ 为了应对妊娠期睡眠，请遵循"再见失眠计划"，但是要在睡眠
巩固和小睡计划上，对自己宽容一些。对怀孕期间睡眠需求／模式的改
变，要保持开放的心态，保持放松。一旦发现关于睡眠呼吸暂停的问题，
或有任何危险信号（如打鼾），宁可过分谨慎，也要去看医生。

◎ 产后 1~3 个月的睡眠肯定会存在很多困难，尤其是对于初次做父母的人来说。最大的挑战是夜间睡眠被打扰，以及昼夜节律曲线变平。幸运的是，你可能有更大比例的深睡眠，尤其是在哺乳期。

◎ 为了帮助自己在产后恢复良好的睡眠，试着适应一个规律的睡眠–觉醒时间表，让你的白天和晚上尽可能地不一样，包括在白天多晒太阳，而在晚上保持灯光昏暗。尽可能寻求他人的帮助，从伴侣那里为自己争取到一段前半夜不间断的睡眠。确保安全，其他都可以随意一些。

◎ 更年期阶段，患上失眠和阻塞性睡眠呼吸暂停的风险会急剧升高。像潮热这样的血管舒缩症状会导致身体过度兴奋，导致睡眠更加碎片化。

◎ 为了熬过更年期阶段带来的各种睡眠挑战，"再见失眠计划"的所有内容都可以利用起来。与医疗保健专家一起管理好心血管，对这个时期睡眠的各种变化保持开放的心态。如果你怀疑自己出现了睡眠呼吸暂停的迹象（如打鼾、血压升高），宁可过度谨慎，及时就医。

第 14 章　黄金岁月：

当人们变老时睡眠如何随之改变？

关于睡眠，我的患者最关心的一个问题，就是睡眠会随着年纪的增长而越来越差吗？从某个角度来说，如果我们只用单一且武断的标准去判断睡眠的话，这个说法确实是对的。比如，随着年龄的增长，深睡眠越来越少。如果你赞同"拥有更多的深睡眠就是拥有更好的睡眠质量"这个观点，这对你来说确实是一个坏消息。但是，如果你认同变化是正常的，认同身体在生命的各个时期有着不同的需求（比如，退休人群不再经历青春期，所以他们不需要那么多生长激素和性激素），那么随着年纪的增长而拥有一种不一样的睡眠结构，就不是什么大问题。再强调一遍，最重要的是我们与睡眠之间的关系，当我们步入晚年，完全可以与睡眠保持良好关系。要做到这一点，我们需要了解随着年龄增长，睡眠的变化趋势以及相关原因。

年纪越大睡得越少吗？

最近有一份针对荷兰、英国、美国等超过 100 万人的睡眠情况统计研究报告，这份报告给了我们一个跨越生命周期的睡眠特征全景图。研究发现，65 岁以上的老年人每天的平均睡眠时间为 7 小时，这和中年人，甚至 30 多岁人群每天的平均睡眠时间是一样的。他们的平均睡眠效率为 88%（就是在床上实际睡着的时间占在床上的总时间的比例），比年轻人的睡眠效率低了 1~2 个百分点，但仍实实在在地落在 85%~95% 的健康睡眠效率区间里。到目前为止，这都是好消息吧。这些数据证明，人们的睡眠并不会因为进入老龄而变得更差。总的来说，大部分老年人的睡眠质量是很好的。

如果我随着年龄增长确实睡得更少了，
这会不会导致认知能力下降？

当然，平均数并不代表全部情况。即便数据表明，老年人的睡眠效率和大部分的中年人，甚至是年轻人的睡眠效率没什么差别，这也不意味着你是如此。确实，很多老年人所需要的睡眠时间和他们实际的睡眠时间都比以前少。我也常常听到那些 60 多岁的患者说："我昨天走进卧室，发现自己完全不知道为什么要去"或者"我已经连着 3 次去超市忘记买鸡蛋了！"他们想知道，这些情况是不是因为他们比年轻的时候睡得少造成的。关于这个问题，你需要知道以下几点。

◎ *所有年纪的人都会乱放钥匙、忘记别人名字，或者是忽然犯迷糊。*
我今年刚 33 岁，我今天就出现过上面 3 种情况，明天也会。你现在比以往更容易发现上面这些异常情况，是因为你现在花了更多的注意力，去关注你的记忆力衰退，所以我们不能直接得出结论，

说睡眠造成了实质的认知损伤。[①]

◎ 就算你确实不像年轻时那样敏锐了，你还是要乐观而坦然地去接受一个现实，那就是少量的认知水平下降是一个非常正常的过程。思维慢一点儿没关系——在几十年忙忙碌碌的工作之后，你已经赢得了放慢步伐的权利。健忘也是正常的——这么多年来，你比孙辈积累了更多的知识和经验，而这些知识和经验需要占据大脑记忆空间。这些变化与睡眠未必有关联。

◎ 记住，睡眠剥夺和睡得比年轻时候少是完全不同的两件事。大多数耸人听闻的新闻标题里说的，关于睡眠减少造成了认知问题或者导致脑内有毒物质积累的内容，都是在说睡眠剥夺的相关研究，这类研究对象不管是动物还是人类，都被强制保持清醒状态。如果外界因素迫使你醒来，那么睡眠剥夺可能是造成你睡得比以前少的原因，但如果你只是在早上自然地早起，这不算是睡眠剥夺。

◎ 好消息是，与年轻人相比，老年人对睡眠中断（包括真实的、外部诱导的睡眠剥夺）更有抵抗力。他们在经历几晚都比平时少一些的睡眠后，不太容易感受到睡眠不足带来的负面后果（如反应时间变慢），也不太可能在睡眠后促进新的长期记忆，因此要放下压力。

◎ 有一些事情确实与老年认知功能有关，包括整体活动水平、运动、社交参与度、新鲜刺激、抑郁、身体健康状况、听力变化和健康行为（如吸烟）。这些事情恰好也会影响睡眠质量。与其把维持认知健康的所有压力都放在控制睡眠上，还不如投入到改善生活方式

---

① 我有一个 60 多岁的癌症患者，最近变得异常担心自己会患阿尔茨海默病，因为有一天她在逛超市时，有个小伙子走过她身边问她是不是需要帮助，还问她知不知道自己现在身在何处。她认定她当时一定是表现得非常迷茫和糊涂，否则不会引起一个陌生人的关注。经过进一步的回忆和反思，她发现自己当时没戴眼镜，所以不得不眯起眼睛，花更长时间寻找过道在哪里，这让她看起来像迷路了。她说完后，我给她做了一整套神经心理学测试，结果显示她的认知功能非常优秀。

上，这会让你在心理健康和睡眠满意度两方面都获得更好的结果。

失眠会导致阿尔茨海默病吗？

你可能经常看到把失眠和阿尔茨海默病联系在一起的头条文章，其目的是强调睡眠对心理健康的重要性。这些文章指出睡眠与认知健康之间的联系并没有错，但如果深入挖掘这些标题所引用的原始研究，我们会发现，这个主题背后的数据诉说着一个细节更丰富的故事。总体来说，很多研究与这些文章中"失眠导致阿尔茨海默病"的断言相去甚远。当我们进一步分析这些文章中关于失眠的说法，并追溯到它们的原始研究文章时，我们发现以下几件事情。

◎ 这些研究并没有真的在讨论失眠。即使在许多优秀的科学出版物中，"失眠""睡眠不足""睡眠剥夺""睡眠质量差""睡眠干扰""睡眠不足 X 小时"等术语也经常被交替使用，从而令"失眠"一词变得毫无意义。读到这里，你已经知道失眠是一种非常特殊的状况：尽管一个人有足够的机会，但他仍难以入睡 / 熟睡，并因这个问题而感到痛苦或功能损伤。这与睡眠剥夺不是一回事，也确实与睡眠变少无关（回顾第 2 章的常见问答部分，深入了解失眠）。

◎ 那些文章可能没有在谈论阿尔茨海默病。是的，虽然其中一些研究确实将阿尔茨海默病作为文章的主要关注点。但是大多数研究结果涵盖的内容从主观认知问题到轻度认知损伤，这些情况的严重程度远低于阿尔茨海默病和其他形式的痴呆症。

◎ 现有研究结果显示相关性很小。最近有一项元分析（从很多研究中获取数据进行大型统计分析）研究发现，失眠会使认知能力下降的概率增加 27%。但是，如果我们只选择那些调整了协变量的高质量研究（即将生活方式、教育水平、抑郁和其他健康状况等因素考虑在内），对参与者进行长期跟踪的研究，以及那些对失眠测量严密的研究，那么这个数字会下降很多。实际上，在那些把失眠作为一个连续变量测量，而不仅仅是"有失眠"和"没失眠"之分的研究中，失眠与认知测量结果之间的相关性为零。

◎ 各种结论也是五花八门。一些研究没有发现失眠与认知能力下降有任何关联，一些研究却发现有关联。那些发现关联的研究也倾向于提出警示。例如，在一项研究中，失眠患者都是安眠药的长期使用者，众所周知，这些药物对认知能力有潜在的副作用。另一项研究发现，同时患有失眠和抑郁的人更有可能出现认知能力下降；而在没有抑郁的失眠患者中，两者的关联性并不清晰，而我们确实知道抑郁与认知能力下降有关。

◎ 就算两者之间有关联，我们也很难说清楚是先有鸡还是先有蛋。想要做一个真实的实验来证明失眠会导致阿尔茨海默病是不可能的事情，因为这个研究需要给被试制造出长时间的失眠症状，然后观察会发生什么。这本身就非常难以实现，更别说后面的道德伦理问题。[1] 所以我们只能观察到自然发生的现象，并尝试提炼总结。这也很棘手，因为就算失眠人群在年老后确实会有更高的概率患上阿尔茨海默病，我们也不能直接得出失眠会导致认知能力下降的结论。

◎ 当我们反过来去查看患有阿尔茨海默病的人群存在的睡眠障碍，结果发现失眠并不是最大的问题。例如，患有阿尔茨海默病或者帕金森病的人群更可能出现过度嗜睡、昼夜节律功能失调和睡眠呼吸障碍（如睡眠呼吸暂停）。当然，他们也经常失眠，但就我治

---

[1] 来自动物实验的研究证据显示了明确的因果关系，那又如何解释呢？所有这些研究都是关于睡眠剥夺的，而不是失眠。你可以剥夺老鼠的睡眠，但你不能让它盯着天花板，焦虑地数着离起床上班还有几个小时。

疗帕金森病患者的经验（这是我学位论文的重点）来看，昼夜节律功能失调可以更好地解释其各种失眠症状（在白天小睡得太多，缺乏固定的睡眠节律）。

那我能不能保证，失眠不会增加认知损伤的风险呢？不能。目前没有符合伦理的方法去做研究。但我可以向你保证，你读到的任何将失眠与阿尔茨海默病直接关联的文章，都会让研究结果看起来比真实情况更简单直接，实际上其他因素有可能带来更大的风险，如遗传风险、久坐不动、社交孤立、听力障碍、抑郁、其他睡眠障碍等。不管怎样，还是那句话：不要为失眠焦虑，改进其他健康行为吧。

为什么年纪大了更容易打瞌睡，这如何影响到睡眠？

如果你依然担心比以前睡得少了，别忘了小睡也是睡眠。如果你的年龄超过 65 岁，那么你很可能比之前多了很多小睡。例如，我们从大样本研究中了解到，27% 的 65 岁以上的荷兰、英国和美国成年人会小睡，而 26~65 岁年龄段的成年人只有 13.7% 会小睡。有一部分原因是因为这个年纪的人已退休，也没有照顾孩子的责任，这样就有更多时间和机会小睡。如果你还是 40 岁出头，想想你多么希望自己可以在中午打个盹儿，但是你的工作或者那些大吼大叫要零食吃的孩子不允许你这么做。从生理上来讲，随着我们的昼夜节律变得不那么稳固，上了年纪后就更容易打盹儿（我们后面还会进一步解释原因），所以白天对比夜晚的曲线在某种程度上变平缓了：我们夜里可能睡得少了，但是白天会有更多的睡意。

这未必是件坏事。老年人打瞌睡的频繁程度，不管是从主观还是客观来看，对整体睡眠似乎没有形成差异性影响。在很多文化中，有规律的小睡贯穿人类整个生命周期，而且我们都知道规律的午睡是健康睡眠的一个特点。只有出现以下两种情况时，老年人打盹儿次数的增加才会成为需要注意的问题。

（1）随意小睡。在随机的时间一不小心就睡着，睡眠时长也随机，这就是一个不好的信号，这可能反映你有潜在的睡眠呼吸障碍（如睡眠呼吸暂停）或者其他健康问题。它也可能反映你有昼夜节律失调的情况。你绝大部分的睡眠时间还是应该出现在夜里。不要让自己的睡眠陷入这样一种模式，即一天 24 小时你都会时不时短暂地打个盹儿，导致你的活动水平、光照和睡眠在白天和夜里几乎都没有什么不同。有计划、有规律的小睡要健康得多。你可以在中午固定的时间有规律地小睡，还可以设置计时器，让小睡时间不超过一个小时。

（2）夜间睡眠时间变短导致不良情绪。鱼与熊掌不可兼得。有时候，我们白天小睡时间多了，但会期待夜里依然可以睡得跟平时一样久。当我们在床上花费越来越多的时间试图增加不需要的夜间睡眠时，反而会进入越焦虑越失眠的恶性循环。"再见失眠计划"里的原则在这里依然适用：你有一个睡眠驱动力存钱罐，通过清醒和活跃时间把睡眠驱动力存起来，然后在白天或晚上把睡眠驱动力余额花在睡眠上。最好能把大部分存下来的睡眠驱动力花在夜间的睡眠上，但也可以为规律的小睡留一些预算。

为什么我们在夜里（以及清晨）会醒来得更加频繁？年纪越大注定睡眠越来越差吗？

年轻的成年失眠患者，更容易在刚开始睡觉的时候出现入睡困难的情况。年老的失眠患者则更容易出现夜间睡眠维持困难。出现这种情况的部分原因是，睡眠启动困难在年纪大了后会自我修正：老年人的昼夜节律使他们在晚上很早就开始昏昏欲睡，再加上退休的空巢老人可以随时睡觉和起床。（我也期待这一天！）但对于老年人来说，确实存在一些真实的睡眠变化，令他们更容易醒来，而且再次入睡也可能会变得更难。这些变化包括：

◎ 浅睡眠占整夜睡眠的比例比之前高了很多，这就会带来更多醒来的机会。

◎ 睡眠呼吸障碍的比例变高（如睡眠呼吸暂停、打鼾），这会让睡眠变得更浅、更碎片化。

◎ 其他与年龄相关的健康变化也可能会打断睡眠，如尿频、疼痛和激素变化。

◎ 生活方式的改变，如身体活动水平变低、卧床时间变多、日晒时间减少等因素也会减弱睡眠驱动力，降低昼夜节律调节巩固睡眠的能力。

◎ 昼夜节律自然的提前，使早起变得更普遍（也就是说，变得更像天生的百灵鸟型人）。

大部分上述提到的变化都超出了我们的控制范围，所以没有什么办法可以使老年人的夜间睡眠变得更加稳固。不过要记得，半夜醒来（或者清晨比之前醒得更早）并不一定是件坏事。记住，就算是年轻人也会在夜里醒来 10 多次。大部分老年人，就算他们在夜里醒来，也可以很快恢复睡眠，没有太多焦虑。

另外，不管导致更容易频繁醒来和浅睡眠时间变长的原因是什么，为了睡眠表现状态而恼怒都是没有意义的。你的睡眠正在努力地应对尿频、潮热、关节疼痛、呼吸暂停等越来越多的挑战。我们需要做的，应该是为睡眠这个好朋友鼓掌，感谢它在面对这么多变化时所做的英勇努力。至于浅睡眠的问题，不同睡眠阶段的比例会随着身体需要而变化。儿童的深睡眠比例至少会占每晚睡眠的 1/4（一些研究发现他们甚至有 50% 的时间处于深睡眠），因为他们的身体需要这种类型的睡眠来促进身体和大脑的发育，并且以惊人的速度学习。成年人不需要那么多的深睡眠，因为我们的身体已经不再需要具备以上功能。老年人需要得更少，因为他们的身体基础活动水平也变得更低了。你的睡眠不是因为年纪越大就变得越差，它只是在适应身体的需求。（但要注意的是，以上内容仅适用于老年人的健康睡眠，阻塞性睡眠呼吸暂停或其他睡眠障碍引起的频繁醒来都是很严重的问题，见下文。）

为什么失眠在中年人群或者老年人群中变得更常见？

即便平均来说，老年人的睡眠时长并不比年轻人和中年人少，但是他们更有可能失眠。这是为什么呢？让我们回忆一下，睡眠效率是衡量失眠的最佳指标之一。通常，如果一个人的睡眠效率长期低于 85%，那么他大概率有失眠的困扰。好消息是，平均来说，老年人实际上可以和年轻人或中年人保持一样好的睡眠效率（80% 以上）。有趣的是，随着年龄的增长，睡眠效率的范围会扩大很多，这意味着老年人的多样性更大。换言之，睡眠效率最低的老年人的情况比睡眠效率最低的年轻人差得多。这意味着在从中年到老年的转变过程中，发生了一些变化，导致部分老年人在夜里辗转反侧睡不着。这个变化是什么呢？在荷兰-英国-美国的联合大规模研究中提供了一些线索，就是每晚卧床时间超过 9 个小时，则与失眠有显著相关性。

这没什么可惊讶的。还记得吗，睡眠效率归纳为：

$$\frac{总睡眠时长}{卧床时间} = 睡眠效率$$

这表示你可以通过以下两种方式降低睡眠效率：要么减少总睡眠时长，要么增加总卧床时间。我们大部分人可能确实会在老年时期因为生理需求和生活方式的改变睡得比原来少，但如果我们通过减少卧床时间来适应新的睡眠需求，就不一定会失眠了。这一点对上了年纪之后开始小睡的人群尤其重要（是的，在看电视时不小心打瞌睡也包括在内）。如果你增加了卧床时间，那么这会让你的睡眠效率降低，失眠概率增大。

当然，卧床时间增加并不是进入中老年之后失眠的唯一原因，我们前面已经讨论过，其他方面的变化也会提高人们患上失眠的风险（如更年期、疼痛、遗尿症）。但也要记住，慢性失眠不仅跟夜里清醒相关，它还与夜醒如何影响你的情绪、功能以及与睡眠的关系有关。你完全有可能比以前醒来次数更多，并且需要更长时间才能入睡，但你不必因为这些经历而陷入焦虑和沮丧的无底洞里。

简而言之，失眠在老年人群中更为普遍，但这不代表你在老年时注定会失眠。你在"再见失眠计划"中学到的所有技巧，以及对于睡眠的友好态度（希望你现在已经拥有），都会帮助你适应变化，继续享受与睡眠的深厚情谊。

我应该担心老年人的阻塞性睡眠呼吸暂停吗？

关于睡眠变化，在主张"顺其自然"之后，我想澄清一点，就是我们应该高度警惕一件事：老年人患阻塞性睡眠呼吸暂停的风险是急剧上升的。我们在第 16 章会对阻塞性睡眠呼吸暂停到底是什么做更深入的讨论。在这里，我们只要知道，阻塞性睡眠呼吸暂停包含睡眠过程中频繁的呼吸中断就够了，而且我认为这是目前最被低估的健康问题之一。阻塞性睡眠呼吸暂停已对数百万人产生了严重的影响，它比你想象的更普遍，而且随着年龄的增长，患病人数的比例会急剧上升。

例如，30~39 岁男性中，有 9% 至少患有轻度的阻塞性睡眠呼吸暂停；但是在 40~59 岁的男性群体里，这个比例增长到 25% 以上。而对于 60~69 岁的男性来说，有高达 52% 的人患有阻塞性睡眠呼吸暂停。其中许多病例被认为是轻度的，[①] 但有约 25% 的人患有中度的阻塞性睡眠呼吸暂停，接近 10% 的人患有重度的阻塞性睡眠呼吸暂停。这确实令人难以置信，所以我再怎么强调也不为过。这表示 10 个 60 多岁的男性中，就会有一人在睡觉时至少每两分钟就停止一次呼吸，且停止的时间长得吓人。女性患有阻塞性睡眠呼吸暂停的比例较少，但即便如此，也有 47% 的 60 岁以上的女性至少患有轻度的阻塞性睡眠呼吸暂停，以及 6% 的人患有严重的阻塞性睡眠呼吸暂停。

我们还没有完全搞清楚，为什么老年人更容易患上阻塞性睡眠呼吸暂停，有可能是因为体重增加、肌肉张力降低，以及持续增加的其他健康状况。不论怎样，就算你觉得自己不会出现上述情况，也请好好阅读一下第 16 章有关阻塞性睡眠呼吸暂停的内容，宁可谨慎一些，多问问医生。

老年人中最容易被忽视的睡眠变化是什么？
为什么它最重要？

仔细的读者可能已经注意到了，在本章，我反复提到了昼夜节律——这是最容易被忽略的老年人群的睡眠变化，而且它可能比我们提到的其他因素对睡眠有着更大影响（阻塞性睡眠呼吸暂停除外）。随着年

---

① 实际上，由于老年人中患有轻度阻塞性睡眠呼吸暂停的比例如此之高，一些睡眠专家甚至认为这是正常衰老的一部分，并且认为我们应该提高 60 岁以上人群的阻塞性睡眠呼吸暂停诊断达标值。

龄的增长，我们的昼夜节律通常会发生以下变化。

◎ 在 60 至 65 岁左右，我们的昼夜节律开始提前。我们在生理上困
  得更早，早上自然醒的时间也会提前。昼夜节律周期也会随着年
  龄的增长而缩短。以往我们生物钟上的一天，通常有 24 小时，年
  纪变大后会缩短到不足 24 小时，所以如果没有任何方法来判断时
  间，只凭感觉的话，老年人每天晚上都会自然地提前几分钟入睡。
  我们如果不能通过适当的行为准则和一定的接纳水平，来适应这
  些不断变化的生物节律，就很可能失眠。

◎ 我们的昼夜节律曲线的振幅会变低。这意味着在 24 小时循环周期
  内，体温、身体活动水平和激素水平的起伏不会再那么剧烈，最
  高点和最低点的差值变小。这也使我们体内的生物钟更容易混淆
  白天和夜晚，这也代表我们必须更加努力给予身体明确的信号，
  以保持正常节律（如要按时吃饭和睡觉）。

◎ 昼夜节律系统调节睡眠和醒来的能力会变弱。对于年轻人来说，
  昼夜节律系统与强大的睡眠驱动力系统一起，能够主导睡眠的时
  间点和时长。这就是为什么，虽然大部分的睡眠驱动力都已经花
  在了前半夜的深睡眠上，年轻人还是可以一直睡到早上——他们
  的睡眠受昼夜节律的驱动在凌晨时分发生和维持。但对于老年人
  来说，他们的昼夜节律系统就不太擅长接起比赛第二程的接力棒，
  这也是早起在他们中间更普遍的另一个原因。反过来，老年人的
  昼夜节律系统也不太容易让他们在傍晚保持清醒，当他们的睡眠
  驱动力存钱罐越来越重，但可能还没存满的时候，他们就睡着了。
  这也是老年人喜欢在晚上早早上床睡觉的另一个原因（即使他们
  不想早睡，也容易在沙发上睡着）。

◎ 大脑的主时钟从眼睛接收到的光信号可能会变弱。让我们回想一

下，大脑的主时钟——视交叉上核（见第 6 章），只有在知道现在是什么时间的情况下，才能发挥控制调节身体节律的功能。知道现在什么时间的最佳方式，就是看有多少光线进入眼睛。但由于眼睛老化，晶状体很可能会积累黄色色素，过滤掉一些短波长的光线，而这种光线是能刺激视交叉上核的特定光线类型。这就是为什么，随着年龄的增长，我们需要格外注意去获得足够的白天光照。

我们需要调整对老年人的失眠治疗方案吗？有什么需要特别提示的？

"再见失眠计划"不管对年轻人、中年人，还是老年人，都是首选的自助失眠治疗方案。我认为它最适合中老年人，部分原因是，它的核心组成部分最初就是为老年人设计的（它还会将这个年龄组患抑郁症的风险降低 50%）。"再见失眠计划"里其他一些组成部分（如光照疗法），随着年龄逐渐变老也尤为重要。在实施这个计划的时候，可以结合以下一些调整和特殊注意事项。

◎ 对于行动不便（如容易摔倒、帕金森病）的老年人，在夜里没有帮助的情况下，起床会非常困难或者存在风险。如果你符合上述情况，在睡眠重启阶段，睡不着的时候，可以调整为睡不着就离开床的操作方式。你可以在床上坐起来，在柔和的灯光下读读书，或者移动到床边舒服的椅子上看看电视。此行动的主要目的就是避免躺在床上试图入睡，这会令你的大脑把床与令人懊恼的清醒联系在一起，甚至将睡眠推得更远（条件反射觉醒，见第 5 章）。
◎ 如果你白天非常困，晚上可以给自己多些时间躺在床上，也可以安排一个午觉来缓解睡意。如果白天小睡之后你依然感觉困，问问医生是否存在阻塞性睡眠呼吸暂停的情况。

◎ 考虑到昼夜节律功能的变化，白天接受大量的光照是格外重要的。无论你能在户外做什么类型的活动，都要行动起来。例如，如果天气允许，在室外吃饭，出去散步，在花园里面读书等。

◎ 如果你的早起症状越发严重，请调整接受强光照射的时间。通常，我主张醒来后第一件事情就是接受大量光线照射。但如果你在黎明时分醒来（如凌晨4点），那么在太阳完全升起之前，不要让自己接受光照，过多的晨光照射反而会将你的睡眠-觉醒时间推得更早。

◎ 要尽可能避免在下午较晚时或者傍晚小睡。由于年龄增长带来的生理变化，我们很容易在这些时候睡着，但这会干扰夜间睡眠。你可以安排规律的午睡时间。

◎ 要加倍努力提高身体、社交和精神上的活跃水平，这不仅对睡眠很重要，对心理和认知健康也很重要。运动是保持敏锐的最佳方式之一！

◎ 记住，睡眠和生物节律会随着年龄增长而变化。不用担心，它不会导致你与睡眠关系的破裂，也不会对你的认知健康造成毁灭式的影响。我的座右铭仍然是："与你的生物钟协作，而不是对着干。"比如，只要你的睡眠-觉醒时间维持稳定，那么当你的身体自然地想要在晚上9点睡觉，凌晨4点醒来的话，也是可以的。没有必要强行增加凌晨的睡眠时间。而且，在夜里醒来几次，再花几分钟重新入睡，也是没有问题的。如果这些时间加一起超过了30分钟，那就起来享受一些夜间宁静的时光，享受这额外的与自我相处的时刻。

◎ 如果你正在经历认知障碍或抑郁，那么"再见失眠计划"中的某些部分可能会让你觉得压力过大。别担心，实际上你最值得努力的部分，就是在睡眠重启阶段，对睡眠行为做出改变（本书的第二部分）。

本章小结

◎ 睡眠和昼夜节律会随着年龄的增长自然而然地发生变化。传统观点认为，年龄越大，睡眠时间越短。现实生活中，可能的确如此，但更大的变化是昼夜节律的改变、深睡眠的占比减少、睡眠呼吸障碍（如阻塞性睡眠呼吸暂停）的风险变得更高。

◎ 除了增加睡眠呼吸暂停的风险之外，这些变化本身并不是坏事。当我们总期望着事情保持不变，试图对我们的睡眠模式武断地强加规则时，就会遇到麻烦（例如，因为时间太早，就抗拒在清晨起床）。

◎ 老年人失眠或睡眠发生变化，不意味着会患上阿尔茨海默病。这方面的研究表明，失眠与认知能力下降之间的关联很微弱，实际上其他因素的贡献度更大（如运动、身体健康、社会活动参与度）。

◎ 出现这些情况时需要小心：阻塞性睡眠呼吸暂停的风险急剧增加。请阅读第 16 章内容，谨慎行事，及时就医。

◎ 失眠更可能发生在老年人身上，很大程度上是因为他们的睡眠或昼夜节律在生理层面发生了改变，但行为和心态还没有适应。"再见失眠计划"对老年人尤其适用。

◎ 对于老年人来说，使用"再见失眠计划"时只需要进行微小的调整。简而言之，如果需要，在睡眠重启阶段时可以更放松一些，不用严格遵守指令，同时加强光照＋运动尤其重要。

第 15 章　其他影响睡眠的生理和精神方面的疾病

当我在睡眠诊所的候诊室见到乔治和玛丽亚时，我跟自己打赌，乔治是病人，而玛丽亚是帮他预约挂号的人——玛丽亚正坐在那儿急切地填写表格，而乔治则是无精打采、满脸不悦。确实，乔治很困惑为什么妻子要把他拖到这个诊所来。他觉得找我治疗没有任何意义（"医生，我没有冒犯你的意思"），因为他知道自己为什么会失眠：他患有慢性腰痛，所以睡不着！除非我有一根魔杖能消除他的疼痛，否则他完全不能理解找睡眠专家看诊会有什么帮助。

在本书的绝大部分内容中，我都在假设失眠是你唯一的健康问题。这确实是有可能的，也许你是少数幸运的失眠者，没有其他生理或精神方面的并发疾病。但实际上，大部分患有失眠的人都像乔治一样，同时还伴随着其他情况：疼痛、抑郁、创伤后应激障碍、神经系统方面的问题。许多生理和精神方面的疾病都会扰乱睡眠进而导致失眠。

好消息是，无论你是单纯的失眠还是伴有其他健康问题，"再见失眠计划"的方法都有很好的效果。事实上，我研究已发表的最重要的研究，就是关于失眠认知行为治疗不仅能改善睡眠，还能改善其他疾病的症状。

合并症通常是失眠的易感因素或诱发因素，不过未必是维持因素（参见第 2 章，回顾慢性失眠发展的 3 个因素）。就算乔治的睡眠情况最初是因为腰部受伤而紊乱的，但主要还是条件反射觉醒和睡眠驱动力失调导致了现在的失眠。这表示，我们不需要奇迹般地消除疼痛，也不需要一台时光机来改善睡眠。

在我们第一次诊疗快结束时，玛利亚给了乔治一个"我早就告诉过你"的表情。在听完我解释他为什么来对地方了之后，乔治感到了一些希望。你也一样，就算你有其他生理或精神方面的疾病，也可以通过"再见失眠计划"改进你和睡眠之间的关系。这一章将简要概述一些影响睡眠的情况，以及我对相应调整失眠治疗方案的特别建议。

慢性疼痛、纤维肌痛和关节炎

我从青少年时期就患有慢性腰痛。多年来，疼痛的突然爆发总是让我感到极度痛苦。我非常能够理解，面对慢性疼痛，以及它对生活其他方面的影响是什么感觉。当这些疼痛影响到睡眠的时候，情况并不是很乐观：慢性疼痛患者的睡眠往往会更差，而且他们中的大多数人都有失眠症状。原因不难推测：他们难以找到一个舒适的姿势入睡，一直占据注意力的疼痛导致身体和大脑变得更加紧张，从而引起过度觉醒。这是一个糟糕的恶性循环，因为睡眠不好会增加炎症和对疼痛的感知，使得人们白天也很难有好的情绪来应对疼痛。

纤维肌痛是一种慢性疼痛，还伴有许多其他症状。患纤维肌痛的人尤其容易失眠，睡醒后也感觉没有得到休息，这在一定程度上是由于睡眠期间大脑活动的真实差异。例如，在深睡眠时，纤维肌痛患者的大脑会有更多的 α 波活动——这是典型的清醒和浅睡眠的大脑活动表现。许多患者都觉得，这种疾病最令人懊恼的症状，就是睡眠质量差。此外，他们也觉得，他们对睡眠的担忧并没有获得医疗服务提供者的充分关注。

那些患有类风湿关节炎和骨关节炎的人，睡眠更轻，也有更多的失眠症状。他们也可能在白天体验到更多的困倦和疲劳。和患有其他类型疼痛的患者一样，其他睡眠相关疾病，如阻塞性睡眠呼吸暂停和不安腿综合征，在他们身上发生的风险也要高得多。

这对睡眠来说无疑是一幅可怕的画面，我不会去美化"再见失眠计划"（或任何其他药物或非药物治疗），告诉你会恢复到慢性疼痛之前的状态，但是疼痛和痛苦之间有很大的区别——疼痛并不一定意味着你必须受折磨，有睡眠障碍也不一定意味着你必须与失眠做斗争。以下是一些具体建议，可以帮你充分利用这个过程，恢复与睡眠的良好关系。

◎ **像朋友一样对待你的身体，而不是把它看作工具。** 感谢你的身体，让你可以做很多美好的事情。给你的身体一些同情和关爱，而不是期待和责备。倾听它的需求来调整你的行动。为身体提供它所需的营养、爱护和休息（不仅是睡眠……而是休息！）。

◎ **与其一直尝试逃离或控制疼痛，不如试着与它共处。** 这和不要与睡眠玩拔河游戏是一样的概念。按照医生给你的建议去治疗引起疼痛的根源，你会发现，通过有意识地把不带评判的、好奇的注意力放在疼痛上，你可以放下焦虑，甚至可能感觉没那么痛了。

◎ **在本书第三部分上花更多的时间。** 我们围绕睡眠和疼痛的思考方式，极大程度上影响着我们的体验。我们挣扎还是接纳的程度，会对我们的身体产生很深的影响。看看你是否可以运用第 8 章和第 9 章中的技巧，来处理你与疼痛的关系。

◎ **付出更多的关注和努力，巩固昼夜节律系统。** 当你患有慢性疼痛时，很容易长时间待在室内，让你的睡眠-觉醒时间起伏不定。是的，休息很重要，你需要保证每天充足的休息时间，但休息并不一定需要你变成一个隐士！白天要多晒太阳，坚持稳定的昼夜节奏，包括规律的起床时间。计划午睡，而不是让自己随时随地打瞌睡。

◎ 对可能出现的睡眠呼吸暂停和其他睡眠障碍要格外警惕。患有慢性疼痛、纤维肌痛和关节炎的人更有可能患有睡眠障碍（除失眠之外），这可能会对你的身心健康产生重大影响，包括疼痛体验。宁可过度谨慎，与医生聊聊可能出现的症状，如打鼾和白天过度嗜睡。

◎ 整个"再见失眠计划"依然适用于你。你没有必要避开计划中的任何一部分，而且也不会有哪一部分会因为你有慢性疼痛而变得没有作用。

抑郁和焦虑

情绪问题是失眠最常见的伴生问题：大约 3/4 的抑郁人群也被失眠困扰。事实上，许多研究人员相信，失眠和情绪困扰不仅仅是两个相互影响的独立问题，而是具有共同神经生物学和心理学根源的重叠综合征。有一个现象支持了这一点，就是许多抗抑郁药物会改变睡眠，包括抑制快速眼动睡眠，这可以反过来起到提振情绪的作用。这就是许多抑郁症患者很早醒来并且无法重新入睡的原因——他们的大脑通过降低快速眼动睡眠来达成"自我治疗"，而快速眼动睡眠最常发生在夜晚最后 1/3 的时间里。另一个佐证是，针对抑郁症和失眠的一些最佳治疗方法是相同的，如光照疗法和运动。

当谈到焦虑时，这种联系可能更加显而易见。对于很多患者来说，睡眠中的一个大问题，就是无法在夜间关掉脑中的担忧和焦虑。你现在知道了，这其中大部分是条件反射觉醒问题，同时没有足够的睡眠驱动力来克服焦虑。然而，不得不承认的是，焦虑障碍确实会导致过度觉醒。从另一个角度来说，睡眠问题也会加剧焦虑。举例来说，断断续续的睡眠会使大脑的恐惧中心更加敏感和活跃，从而直接引起更消极的情绪和焦虑的想法。

如果你愿意乐观地去看待这个问题，那么情绪和睡眠之间的紧密联系是个好事，因为它给我们提供了一个同时改善两个顽固问题的机会。事实上，我们从元分析研究中看到，用认知行为疗法来改善失眠时，抑郁和焦虑也得到了改善，真是一举两得！还有一个好消息："再见失眠计划"非常适合深受抑郁或焦虑困扰的人，因为它还包含失眠认知行为治疗以外的内容，这些内容对改善情绪问题尤为重要。以下是我对深受抑郁或焦虑困扰的失眠患者的特别说明。

◎ 要在"再见失眠计划"中的光照 + 运动部分多下功夫（第 6 章）。明亮的光照 + 运动或社会活动是抑郁症治疗中至关重要的元素，它们会推动睡眠和情绪进入积极的循环，彼此互助。

◎ 行动在前，想法在后。当你抑郁或焦虑时，很难有动力去想要做些什么，而且也很难产生那些有用的、不偏激的想法。这就是你不能等着自己想要锻炼或者想变得乐观时，再做出改变的原因。你必须行动起来。跟着"再见失眠计划"的行为准则，即使在你不想做的时候，让这些行动来帮你启动积极循环。

◎ 将口袋——苏格拉底式提问应用于非睡眠生活领域（第 8 章）。记录你的自动思维——不仅是关于睡眠的想法，也包括关于人际关系、职业、健康、外表、自我价值的想法——任何让你感觉停滞不前或绝望的领域。请记住，我们不是在试图戴上玫瑰色的眼镜，不切实际地美化这些事情；我们只是在用这样的思维体系，来让自己更容易觉察到这些想法，并带着好奇心去检视它们。问问自己，是否还有一个更合理、准确和完整的方式来思考这种情况。

◎ 记住这个座右铭："从头脑中出来，用身体去感受。"（见第 7 章和第 9 章。）抑郁和焦虑最擅长的，就是一直给你挖陷阱，然后让你坠入其中。白天和晚上，你都可以运用"再见失眠计划"中的正念技巧来摆脱这些陷阱，然后与你的五感产生更多的连接。通过身体接触真实的世界，你就能学会摆脱那些不必要的负担。

◎ 整个"再见失眠计划"依然都可以适用。没有必要避开任何一部分。计划中没有哪一部分会因为你有情绪困扰而变得没有作用。

创伤和创伤后应激障碍

我们都知道，经历创伤事件或极其紧张的环境对睡眠有害，毕竟睡眠是一种脆弱的状态。如果一个人经历过侵略性、恐怖的甚至危及生命的情况，他的身体是不愿意陷入这种脆弱状态的，这完全可以理解。难怪有心理创伤史的人比普通人更容易患有失眠和其他睡眠问题。根据美国退役军人事务部的数据，患有创伤后应激障碍的全体现役军人中，92% 都有严重的失眠症状，而患有创伤后应激障碍的越战退伍军人中，90%~100% 都有严重的失眠症状。失眠也是近期阿富汗和伊拉克战争中患有创伤后应激障碍的退伍军人中最普遍的症状。

军事方面的创伤并不是导致创伤后应激障碍或睡眠问题的唯一创伤类型。我有过很多患者是因为性创伤、交通事故、医疗事故、家庭暴力和多种形式的童年创伤而患上的创伤后应激障碍，所有这些患者都有慢性睡眠困难的问题。有一项研究，使用了庞大的童年不良经历数据库，其中包括了超过 17 000 名病人。研究发现，经历过更多童年压力事件和创伤的人，比没有这些经历的人更容易在几十年后患上失眠。

从那些有创伤经历的病人那里听到的故事总是会伤透我的心。有时候我想知道，经历过那些骇人的事情，他们是怎么还能入睡的。然而，他们确实能睡着。这种睡眠往往不那么放松，一旦醒来后很难再次入睡，有些人甚至因为恐惧不可避免的噩梦而推迟上床睡觉……但睡眠又是如此强烈的基本生理需求，以至于他们的身体即使不情愿，也几乎每晚都会屈服。除了标准的重置睡眠生理和态度，我们共同的工作，就是教会他们的身体再次信任睡眠。这是一项艰难的工作，但仍可以做到。多项临床试验表明，我们可以改善创伤后应激障碍患者的睡眠，更棒的是，创伤后应激障碍本身往往也会在这个过程中得到改善。我参与的最大研究项目之一，是杜克大学医学院正在进行的一项临床试验，研究人员专门治疗创伤后应激障碍患者的失眠问题。以下是我从这一研究，以及其他研究或临床工作中，获得的一些见解。

◎ 对于那些患有创伤后应激障碍的人来说，进行"睡眠重启"有时可能很棘手。尤其是对于那些有军事或者性创伤的人来说，上床睡觉可能是一件可怕且脆弱的事情。幸存者可能会拖延上床睡觉的时间，最终几乎没有睡觉的机会。这意味着，睡眠巩固（即为了提高睡眠效率，减少卧床时间）对他们来说可能缺少一些灵活性。如果你也是这种情况的话，我建议你把注意力集中在规律的睡觉和起床时间上，而不是限制你的卧床时间。此外，更多地投入正念练习也是非常重要的。

◎ 创伤后应激障碍患者通常不知道该如何休息，尽管这对他们来说尤为重要。我经常在有童年创伤的人身上看到这种情况。保持忙碌和"高效"是他们控制所处环境唯一知道的方法，这是在混乱和恐惧时的一种重要的生存策略。他们从没学会休息，因为这让他们感受到不安全。然而，他们需要休息，教会自己的身体放慢速度、放松警惕、充分融入周围的环境，让自己知道这些都是安全的。这就是为什么，对那些经历过创伤的读者来说，第 7 章的内容尤为重要。

◎ 正念可能很难去练习，但它非常重要。对于许多经历过身体虐待、性虐待或者生命威胁的患者来说，与身体产生连接（即保持正念）可能会感觉到脆弱和不安全。事实上，为了在创伤中生存下来，他们可能曾经使用过的一种方法，就是与他们的身体解离。但现在，危险已经离你很远了（希望如此），正念能教会你的身体重新感受安全。先从很小的练习开始，去做类似于 5-4-3-2-1（见第 7 章）的练习，以及每天做几分钟正念呼吸练习。

◎ 噩梦也是可以治愈的。许多创伤后应激障碍的患者都会做噩梦，有关他们的创伤事件或一般的压力事件。无论这些噩梦的内容或者来源如何，它们都比你想象的更容易治疗（见第 16 章的一些简要提示）。同时，不要因为害怕噩梦而回避上床睡觉。剥夺自己的睡眠或扰乱自己规律的睡眠时间实际上会使噩梦变得更糟糕。

◎ 自我关怀和耐心至关重要。不要因为你的身体、你的睡眠或者你的思想让你经历了一段艰难时期而懊恼。他们正在经历很艰难的时刻。请对自己富有同情心，因为在你经历了这一切后，你最不需要的就是听到更多不友善的话。像对待受伤的孩子一样对待自己。要有耐心。

◎ 你绝对可以改善失眠，但如果创伤后应激障碍得不到治疗，就很难完全恢复睡眠。这是一个令人难过的消息。大量研究表明，即便是经历过创伤的人群，也可以显著改善失眠症状。但老实说，我那些还没有经过治疗的创伤后应激障碍患者，在睡眠得到相当程度的改善后，还是会经常复发。我强烈建议你与受过创伤治疗培训的心理健康专业人士合作——你应该得到这样的照顾。

神经退行性疾病与脑损伤

对大脑的损害深刻地影响着我们的各种功能，睡眠也不例外。导致类似阿尔茨海默病和帕金森病等神经退行性疾病的那些病理因素，在痴呆和躯体运动症状开始之前的几年甚至几十年，就开始扰乱一个人的睡眠。到了被确诊帕金森病的时候，绝大多数患者已经出现了严重的日间嗜睡、失眠，以及其他睡眠障碍，如快速眼动睡眠行为障碍（即梦境扮演行为，通常是暴力的行动）。对于阿尔茨海默病患者也是这样，他们的睡眠质量和时长都会受到严重影响，并且其中超过 2/3 的人患有中度或重度的阻塞性睡眠呼吸暂停。所有不同类型的痴呆症，都有一个惊人的共同点，就是昼夜节律系统变弱了很多：人们白天和夜晚的活动水平、褪黑素水平和其他生理波动之间的差异都在变小。神经退行性病变（即大脑的衰退）导致了昼夜节律的变化，同时这些昼夜节律的变化也会加剧神经退行性病变。值得庆幸的是，研究人员发现，当看护者（如家庭成员、家庭护理人员）受到本书中讨论到的有关睡眠健康行为的培训后（如光照 + 运动、避免随意午睡等），阿尔茨海默病患者也能享受到睡眠的改善。

创伤性脑损伤（TBI）也一样，对睡眠很不友好。脑损伤本身和它引起的常见后果（如疼痛、抑郁、创伤后应激障碍，服用多种药物）都会扰乱睡眠，因此哪怕是对于那些经历过轻微创伤性脑损伤的人来说，失眠的概率大约是普通人群的 5 倍也就不足为奇了。断断续续的睡眠也使得脑损伤难以治愈、难以应对。可悲的是，目前还没有很多专门针对创伤性脑损伤患者的失眠治疗研究，但现有的一些小型研究让人充满了希望：认知行为疗法不仅可以改善睡眠，还可以改善抑郁症症状甚至认知功能。但挑战在于，根据脑损伤的严重程度以及恢复情况，精神疲劳和注意力难以集中可能会使失眠治疗变得困难，有时候这在精神层面上挑战很大。这就是为什么，我在本书中提供了大量的清单和填空表格工具，以便于记录和使用。

我对神经退行性疾病、脑损伤和认知损伤患者的特殊睡眠建议是：

◎ 让你的家人和（或）照料者阅读这本书。如果正在阅读的你就是一位照料者，那么你花时间阅读来改善亲人睡眠，意味着你做得很棒。你要知道，你的努力没有白费。即便你没有失眠问题，也可以使用本书中相同的原则照顾好自己的睡眠。照护工作是慢性睡眠问题的常见诱发因素，因此现在就值得采取一些预防措施。

◎ 白天到室外去接受光照尤为重要。昼夜节律变迟钝是神经退行性病变的一大特征，因此大脑的主生物钟需要额外的帮助来保持其节奏的强劲和稳定。如果脑损伤患者有更多的抑郁经历和久坐，也更容易出现昼夜节律问题。休息是非常重要的，特别是如果脑损伤是最近才造成的，但看看你是否可以在室外或者明亮的窗户边休息（一旦你的医生准许你接受明亮的光照），并保持你的日常生活节奏的一致性（如睡眠-觉醒时间、进餐时间、适当的运动水平）。

◎ 要特别注意白天出现的疲劳和嗜睡。大多数只有失眠而没有其他严重疾病的人，在白天并不会感到困倦；但对于神经退行性疾病或脑损伤的患者，白天嗜睡和严重疲劳是很常见的。小睡和休息绝对是可以的！只要记住别随意打瞌睡，或者小睡时间太长或太晚。在日常生活中安排一个午睡时间。多看看第 6 章的内容。

◎ 要有耐心，循序渐进。你可以逐步进行"再见失眠计划"，不需要每周上一节新课，一次只专注一种行为的变化：也许可以从每天早上在同一时间起床开始，然后再加上白天离开卧室或床以减少条件反射觉醒，然后随着时间的推移再逐渐增加更多的技能。

◎ 使用清单和各种工具帮自己记录。我建议每个人在治疗失眠时，都使用本书中的睡眠日志和清单等工具。

乔治和玛丽亚最后一起参加了失眠治疗，并获得了巨大的改善。大部分的功劳都归功于乔治。他对治疗保持开放的态度，并做了功课。玛丽亚的支持也至关重要。在我们的文化中，医疗保健是一个非常个人主义的领域，但睡眠健康可能很依赖于其他人的参与，因为一个人的床伴、日常生活、所处环境、社会义务和各领域的很多体验，都涉及他人。这对于有失眠和其他影响睡眠的身体或精神困扰的人来说，尤其如此。我对大家的最后一个建议：与亲人分享你在这里学到的知识，让他们知道如何支持你。有时候，一个让你外出散步的温柔提醒，或者让你按时起床的鼓励，对你的帮助都很大。还有一个好处就是，如果他们知道逼迫你早睡可能适得其反，并会使你的失眠恶化，他们就不会再这么做了！

我想用一句乐观的总结来结束本章：睡眠是有弹性的。是的，睡眠受到创伤、抑郁、疼痛、神经退行性疾病的影响，也经历着许多我们注定要承受的身心变化。但是，睡眠是你最坚定的支持者之一，它在最艰难的时候也依然与你站在一起。你的工作是给予睡眠同样的支持，给它所需要的帮助：规律、温和、大量的阳光，以及尽可能投资于你的身心健康。[①] 不要忘记感谢睡眠，感谢它做了这么多来帮助你疗愈伤痛，并倾听你的所需。

---

① 记着，一个优秀的精神健康从业者（尤其是那些有创伤治疗专业背景的，或者在你最重要的精神健康需求上有专业背景的人）能改变你的生活，是无价之宝。

第 16 章　其他睡眠障碍：

如果失眠不是你唯一的睡眠障碍

你可能会想："你是在跟我开玩笑吗？失眠并不是我会遇到的唯一的睡眠障碍？"很不幸，这确实有可能。还有其他与睡眠相关的障碍可能与失眠伴生、与失眠相似、加剧失眠，或者使失眠更加难以克服。了解它们将有助于你了解自己的睡眠需求，寻求适当的治疗，并调整你对失眠的应对方法。这里没法用太多篇幅详细介绍每种与睡眠有关的疾病，但我将重点介绍美国睡眠医学会国际睡眠障碍分类中，所认可的最常见、关联最紧密的一些疾病。

阻塞性睡眠呼吸暂停

贯穿本书，我都提到了阻塞性睡眠呼吸暂停和睡眠呼吸障碍，有时是作为一组与睡眠相关的呼吸疾病的简要表达方式，它们包括：

◎ 阻塞性睡眠呼吸暂停综合征
◎ 中枢型睡眠呼吸暂停综合征

◎ 睡眠相关肺泡低通气综合证

◎ 睡眠相关低氧血症

阻塞性睡眠呼吸暂停是最常见的睡眠呼吸障碍。患有 阻塞性睡眠呼吸暂停 的人在睡眠时会经历阻塞性呼吸暂停，在此期间，由于上呼吸道中的一些物理阻塞（如放松的舌头阻塞了喉咙后部），患者会停止呼吸至少 10 秒。这会导致血氧下降，并向大脑发出警报，迫使大脑短暂地醒来呼吸。呼吸暂停通常持续 10~30 秒，但有时可能超过一分钟。血氧饱和度水平可能会下降高达 40%。呼吸不足是呼吸暂停的较轻版本。它不是完全的气道阻塞，而是部分阻塞或持续时间少于 10 秒的阻塞，导致呼吸气流减少。医生会用 AHI（呼吸暂停低通气指数）来测量 阻塞性睡眠呼吸暂停 的严重程度，这个指数代表睡眠期间每小时出现呼吸暂停或呼吸不足的次数。例如，AHI 为 5 次 / 小时代表着某人在睡眠期间平均每小时会出现 5 次呼吸暂停 / 呼吸不足。这是一种较轻的情况。严重的 阻塞性睡眠呼吸暂停 是指某人的 AHI 至少为 30 次 / 小时，这代表着他们至少每 2 分钟就停止呼吸（或气流明显减少）1 次。这就是为什么，患有阻塞性睡眠呼吸暂停 的人醒来时经常感到没有得到休息，白天也昏昏欲睡：他们整晚的睡眠都会每隔几分钟就中断一次，并且对于一些人来说，这意味着他们根本无法进入深睡眠。对于同时患有失眠和 阻塞性睡眠呼吸暂停 的人来说，由呼吸暂停引起的频繁醒来也会使失眠症状进一步恶化。道理很简单，这种情况就是会让你在夜间有更多的机会醒来。

阻塞性睡眠呼吸暂停 不仅影响睡眠质量，还会增加患心脏病的风险，因为它会导致心脏需要更努力地运转为身体供氧，这就是为什么 阻塞性睡眠呼吸暂停 患者更容易患慢性高血压和高心率，同时也会增加心脏病发作和中风的风险。由于葡萄糖耐量减低和胰岛素抵抗，它还可能增加人们患糖尿病的风险。阻塞性睡眠呼吸暂停 会影响睡眠和大脑含氧量水平，所以它还会损害情绪和认知表现。如果 阻塞性睡眠呼吸暂停 令你昏昏欲睡，它还会增加你在车辆驾驶过程中短暂昏睡过去，甚至出车祸的风险。如何判断你是否可能受到影响？以下是一些风险因素和警示信号。

◎ 打鼾，特别是很大的鼾声

◎ 呼吸暂停，喘气、打鼾或者在睡觉时有其他呼吸异常情况

◎ 白天嗜睡，特别是你如果在无意中打瞌睡

◎ 起床后有口干或头疼的情况，感觉不清醒

◎ 绝经后或年纪在 50 岁以上

◎ 出现不明原因的高血压

◎ 超重或者肥胖

◎ 颈围较大（男性约 43.2 厘米，女性约 40.6 厘米）

◎ 抽烟

◎ 有阻塞性睡眠呼吸暂停家族史

◎ 患有唐氏综合征

◎ 导致鼻塞或面部 / 头部 / 颈部骨骼和软组织结构异常的其他情况

　　人们对阻塞性睡眠呼吸暂停存在一些刻板印象（例如，它只会发生在老年人和肥胖人群中），这有时候会令人们觉得它不会出现在自己身上。我曾与那些体脂率只有个位数的大学运动员和瑜伽老师合作过，他们也患有阻塞性睡眠呼吸暂停。如果你打鼾声音很响，或者就算睡够了合理的时长依然白天犯困，那么出于安全考虑，宁可谨慎一些，也不要留下遗憾。

　　幸运的是，阻塞性睡眠呼吸暂停 是可以治愈的。标准的治疗方案叫作持续气道正压通气（CPAP），我有个患者给它起了个可爱的名字，叫

作黑武士机器①。它真的没那么吓人！持续气道正压通气会产生一股稳定的气流，在睡眠时通过戴着的口罩打开患者的气道。自 1981 年发明以来，气道正压通气（PAP）的技术飞速发展。如今，这种机器轻便、安静、舒适，还可以很智能。例如，有一种双相气道正压通气，可以在呼气时减轻压力，从而让人感觉更加舒适。甚至还有自动持续气道正压通气，可以根据每次呼吸的压力改变情况，来提供维持气道打开所需的最少量气压。其他治疗方法还有口腔器具、体位疗法（即不仰面平睡）、减肥和手术。哪一种是最佳的治疗方案，取决于呼吸暂停的严重程度和诱发原因。

我知道去诊断和治疗阻塞性睡眠呼吸暂停是一件烦心事。这个过程包括去看好几种科室的医生，进行夜间睡眠监测，至少得尝试使用一种新的医疗设备，让你觉得会打扰你的睡眠（至少在最初）。这就是为什么 80%~90% 的 阻塞性睡眠呼吸暂停 患者都没有得到诊断，还有更大比例的患者没有得到治疗。这真的是非常可惜，因为接受阻塞性睡眠呼吸暂停治疗确实可以拯救一个人的生活。我一次又一次地看到病人从疲倦、胡思乱想和不健康的状态中变得像是重获新生。我母亲在她 55 岁左右的时候确诊了阻塞性睡眠呼吸暂停，从那时起她就开始采用气道正压通气进行治疗。她就像变了个人一样：重拾自己的兴趣爱好，减肥，重新专注于她的职业，去旅游，去徒步登山和参加园艺活动，整个人都能量满满，现在她能够在不打瞌睡的情况下看完整部电影！而且她并不是那个唯一焕发生机的人：在我家女负责人的身心健康大幅提升之后，我们全家都变得更加快乐和健康了。（我们的争执少了很多。）

如果以上所有内容仍然不足以激励你去向医生咨询一下潜在的阻塞性睡眠呼吸暂停，那你要知道如果不解决 阻塞性睡眠呼吸暂停，就很难

---

① 原文为 Darth Vader，是星球大战中的反派人物，他拥有强大的原力与高超的武艺，以及多项惊人的天赋。——译者注

完全治疗失眠。如果你讨厌经常半夜醒来，无法重新入睡，或者醒来时感觉自己像被卡车碾压过一样痛苦，那么先去治疗这个可能让你在夜里数百次呼吸停止的疾病，它是比治疗失眠还要更重要的事。

【关于阻塞性睡眠呼吸暂停和失眠的特别注意事项】

◎ 使用持续气道正压通气设备时很难适应。它可能会让人感觉不舒服，有侵入性，甚至会引起幽闭恐惧症或恐慌症状。如果你一开始适应起来很艰难，不要放弃。有一些行为疗法是可以帮助你克服使用持续气道正压通气的障碍 —— 从缺乏动力到严重的幽闭恐惧症都可以。寻找行为睡眠医学专家来帮助你解决这些问题。

◎ 你可能很难决定应该先处理哪一个 —— 失眠还是阻塞性睡眠呼吸暂停。有时它感觉像是第二十二条军规①—— 如果不治疗阻塞性睡眠呼吸暂停就很难改善失眠，但当你已经难以入睡或难以保持睡眠时，使用持续气道正压通气也很困难。从我个人的角度来说，我会倾向于同时进行。不要等待，直接去获得 阻塞性睡眠呼吸暂停确诊并开始治疗。同时，开始"再见失眠计划"（或开始在行为睡眠医学专家指导下进行失眠治疗），这时要特别注重保持同样的起床时间，更多投入到增强昼夜节律的活动中（如增加明亮的光线照射）。

◎ 有时阻塞性睡眠呼吸暂停治疗并不能消除白天的困倦。在一些案例中，有些病人使用他们的持续气道正压通气机器情况很好，并从治疗中获得了其他方面的收益，但仍然还会经历白天困倦。这可能会使失眠的治疗方案变得棘手，因为他们在下午或晚上很难保持清醒，随意地长时间或较晚时间小睡会干扰到夜间睡眠。我建议

---

① 第二十二条军规式的处境，原文 a Catch-22 situation，出自美国作家约瑟夫·海勒 1961 年发表的《第二十二条军规》，指无论采取什么行动也无法摆脱的困境，是一种无出路的连锁性绝境。——译者注

每天安排规律的午睡，以便尽可能地弱化打瞌睡对昼夜节律的干扰，也不让它用光你的睡眠驱动力储蓄。

不安腿综合征和周期性肢体运动障碍

RLS（不安腿综合征）和 PLMD（周期性肢体运动障碍）属于睡眠相关运动障碍的范畴，两者都涉及身体的异常运动，通常是四肢的运动。当某人患有 RLS 时，他会有不可抗拒的冲动想要移动腿部（有时是其他身体部位），通常还会伴随腿部异常或不舒服的感觉（如抖动、刺痛、"奇怪的感觉"）。这些冲动通常在傍晚或晚上发生（或恶化），在静止或躺下的时候会更糟，但在你移动双腿时这些症状却会减缓。

PLMD 的情况也比较相似。肌肉（通常在小腿及以下）不自主地抽搐或收紧，比如大脚趾向外伸展。这主要会在睡眠期间发生，但在严重的情况下也可能在清醒期间发生。绝大多数患有 PLS 的患者同时也患有 PLMD。你应该可以想象，这些不自主的运动或不可抗拒的运动冲动会使睡眠变得很困难（或让你的床伴难以入睡）。如果足够严重，它们会明显地使睡眠质量恶化，导致白天嗜睡或疲劳。

有 5%~10% 的成年人患有 PLS，在女性中更常见，患病率大约是成年人的 1.5 倍 ~2 倍。其他风险因素包括：

◎ 缺铁和任何会导致缺铁的医学疾病。

◎ 服用可能引发或恶化 RLS 的药物，如苯海拉明（以及类似的含有抗组胺成分的非处方感冒药物）、抗抑郁药和镇静剂。

◎ 怀孕，尤其不是第一次怀孕。

◎ 有 RLS 家族史。

PLMD 的风险因素也是类似的，最大的风险因素是患有 RLS。对于许多 RLS 和（或）PLMD 患者来说，治疗缺铁情况就足以解决问题，同时还要避免其他触发因素，并提高轻度至中度运动的频率。首先，你需要做一个铁蛋白检测，这个检测可以测量出你身体中的铁元素储备，它是普通的保健诊所常规血液检查的一部分。要特别注意，如果你进行了铁蛋白检测，你的结果可能不会被标记为"太低"，但你依然有可能需要补铁。例如，女性"正常"的最低值为 11 微克 / 升，但如果你患有 RLS，低于 75 微克 / 升时你可能就需要治疗了。我建议你告知睡眠专家你的铁蛋白检测结果并讨论可选的治疗方案。

【关于 RLS/PLMD 和失眠的特别事项】

◎ 不困就不要到床上去，睡不着就起床，这对你尤其重要。这是因为当你静止不动时，RLS 的症状会格外严重，它引起的沮丧、不适和觉醒等状况会加剧条件反射觉醒，使失眠恶化。当到了要去（或再次回到）睡觉的时候，你需要准备好大量的让你感到困意的睡眠驱动力。

◎ 为了使上床时的睡眠驱动力最大化，要付出更多努力去做"再见失眠计划"里的光照 + 运动部分。你的最佳筹码，就是在日常生活中，尽量在早上就获得大量的阳光照射。你可以通过早晨散步来同时实现这两个目标。

◎ 考虑与你的床伴分开睡觉。RLS 和 PLMD 会打扰到你同床伴侣的睡眠，并且因为他们的睡眠是碎片化的，他们也会打扰到你的睡眠。这是一个恶性循环。你们两个都会在醒来后感觉没休息好，还很暴躁，这可不太好。

◎ 尽量少服用苯海拉明以及类似的含有抗组胺成分的非处方药物。和你的医生讨论一下，有哪些替代方案有可能不会加剧你的 RLS 症状。

昼夜节律睡眠-觉醒障碍

在我看来，昼夜节律问题在睡眠世界中被低估了。它们造成的睡眠问题比我们意识到的要多，但也为改善睡眠提供了更大的机会。昼夜节律睡眠-觉醒障碍可能是由大脑变化、我们自身的行为或者两者一起造成的。它们的共同点是身体的内部时钟与环境和社会时钟不同步（如太阳的位置、社会义务）。

轮班工作

世界卫生组织下属的国际癌症研究机构已将轮班工作归类为"可能致癌"。这不是吓唬你，但我不想低估轮班工作对我们健康的破坏程度。我们的大脑和身体本来就应该在稳定一致、可预测的模式下运作：白天有广谱阳光照射的时候清醒活跃，晚上光线很少的时候不活跃和（或）入睡。当我们将这种模式掉转过来，或者更糟糕的是，在白天和夜间的动物模式之间来回切换，就会将我们的身体置于极端压力之下。这必然会引起各种睡眠困难，包括：

◎ 失眠症状

◎ 过度困倦（当某人需要或者想要保持清醒的时候）

◎ 严重疲劳

◎ 奇怪的睡眠相关症状（见下文有关异态睡眠的内容）

◎ 睡眠惯性（醒来后行动困难）

但很可悲，许多人，尤其是少数种族，在轮班工作方面没有太多选择。事实上，我们社会中一些最关键的工种都是必须进行非常规轮班的——医护人员、消防员、执法人员、清洁人员、餐饮服务人员等。如果你是社会中可敬的奉献者之一，谢谢你。你的牺牲让世界运转起来！如果你不能或者不想停止这份轮班工作，这里有一些技巧，可以最大限度地帮你减少它对睡眠和其他健康方面的负面影响。

◎ 尽可能地不要轮班工作。如果可能的话，在工作日和休息日里，都要尽一切努力保持相同的睡眠-觉醒时间。与家人一起发挥创意，争取到足够的时间与他们在一起，同时可以最大限度地减少你一周内睡眠-觉醒时间的变化。

◎ 如果你必须轮班工作的话，尽量争取朝顺时针轮班。也就是说，如果你值班的时间要变了，那么下一次值班的开始时间，要比你上一次值班的开始时间晚，因为这种模式比在更早的时间开始值班要容易调整。

◎ 有条件的话，通过短暂的小睡来保持警觉和安全。如果可能的话，在轮班前或轮班期间安排一次小睡（约 30 分钟），这样就不太容易因无意中打瞌睡而造成危险的错误。

◎ 利用太阳眼镜、遮光窗帘和（或）眼罩去减少睡前和睡眠期间的光照。

◎ 在你需要开始工作前和工作时，使用明亮的光线（来自自然光 / 灯箱 / 护目镜）来提高警惕性。

◎ 如果你在考虑换一份可以让你有一个时间安排更稳定的工作 / 职业的话，做决策时别忘了考虑随之而来的主要健康收益。

时差和社会时差

突然改变时区，尤其当这种情况经常发生时，会产生与轮班工作相似的效果。这种变化会令你的大脑或身体感到困惑，不知现在到底是何时，也不知该如何运转。职业篮球运动员在不同时区进行客场比赛时，投篮命中率会较低，赢得比赛的场数也较少。新冠期间，美国职业篮球联赛（NBA）在佛罗里达州奥兰多市"集结"了所有球队，所有球队都不再需要去外地比赛。结果，这些球队不再存在系统性的昼夜节律紊乱，也就没有了所谓的主场优势。

社交时差是指，你实际上并没有去不同的时区，但你的睡眠-觉醒时间改变了一个多小时，造成了与时区改变相似的影响。例如，如果你通常在工作日早上 6 点起床，但在周末会睡到早上 9 点，那么你的大脑每周都会从纽约"飞"到洛杉矶（再飞回去）。其影响类似于倒时差。

◎ 失眠症状

◎ 白天嗜睡

◎ 疲劳和睡眠惯性

◎ 总是感觉不适

除睡眠症状外，慢性社会时差还与体重增加、肥胖、抑郁、认知表现受损以及心血管和代谢健康恶化相关。

我能给出的最好的建议就是，避免频繁的、没有必要的跨时区旅行，以及保持好你的睡眠-觉醒时间在一周 7 天里的稳定性。给自己一个小时的灵活调整空间（相当于跨一个时区旅行）。当然，不要仅仅为了保持完美的睡眠节律，就避开那些重要或愉快的活动，比如去度假、参加婚礼或在周五晚上和朋友一起待到很晚——你也需要去享受生活！根据此时你最需要投入的事情，来平衡你的社交需求和昼夜节律需求。如果你即将参加长途旅行（或工作时间发生重大变化）：

◎ 在旅行前一周左右，逐渐调整你的睡眠-觉醒时间，让它与新时区的时间保持一致，可以用更容易控制的变化（如晚睡、早起）

为引导，而不是以更难控制的变化为引导（如早点上床，希望能早点入睡）。

◎ 做这种调整也不要提前太多，因为你也不希望与当前时区不同步的时间过长。

◎ 用太阳光或者明亮的灯光来帮助你调整新时间表。到达新的时区后，在当地时间的白天，多花一些时间待在室外，或者在室内使用一个灯箱或者头戴式灯罩，尤其是在当地时间的早晨。

睡眠时相延迟综合征和睡眠时相前移综合征

这两种疾病都是在说，一个人对什么时候睡觉和醒来在生理上固有的偏好，而不是社会大多数人所遵循的"常规"时间。两者本质上都不是不好的情况，只有当不匹配的生理倾向和社会期望之间发生冲突，导致一个人在人际关系或职业中表现更差时，才会出现问题。

睡眠时相延迟的人是天生的夜猫子。专业术语叫作"猫头鹰型"。如果你存在以下情况：

◎ 总是难以在"适当的时间"[1]入睡。

◎ 如果不是必须在常规起床时间起床，否则必定会睡懒觉。

◎ 闹钟响了也不起床，需要按掉很多次闹钟，否则早上很难把自己从床上拽起来。

◎ 晚上感到警觉，精力充沛，富有创造力。

◎ 很难强迫自己在常规时间上床睡觉。

◎ 如果你在一个没有时钟的荒岛上，没有任何人期望你在"正常"的时间醒来，那么你的睡眠时长和质量都会非常好。

---

[1]　这个观点来自你的父母、伴侣、社会环境和那些认为在午夜之后上床睡觉就说明你有问题的人。

睡眠时相前移综合征（ASWPD）也是类似的，只不过是你天生就倾向于比大多数人认为的正常情况睡得早、醒得早。睡眠时相前移综合征是一种更极端版本的"百灵鸟型"。

睡眠时相延迟综合征（DSWPD）在青少年和年轻人中更常见。睡眠时相前移综合征在老年人里更常见。这些特定的年龄模式映射了我们生命周期中正常的、但不断变化着的生理过程。在任何年龄段，都有自然的多样性。我们中的一些人天生就是夜猫子，而另一些人天生却是早起的百灵鸟，而且如果我们遵循进化原则，拥有这种多样性可能有助于我们物种的生存。

遗憾的是，社会有各种武断的规则和污名，让我们这些非传统作息类型的人生活得更加困难。[1] 这样的后果可能会很严重：除了失眠症状和白天嗜睡或疲劳等预期之内的睡眠问题外，睡眠时相延迟综合征患者还更容易患上抑郁症和季节性情感障碍，并可能加剧注意缺陷多动障碍的症状。下面是我给天生夜猫子或极端百灵鸟的应对技巧。

◎ 如果有可能，可以跟你的老板或者爱人协商一下，允许你的睡眠-觉醒时间尽量接近你天生的睡眠倾向。对于一些极度作息类型延迟的人来说，上晚班可能是最好的选择。如果你足够幸运，可以远程办公，看看你是否可以在更符合自身生理倾向的另一个时区的公司工作（例如，患有睡眠时相延迟综合征的人可以住在波士顿，在俄勒冈州的公司工作，这样他们可以比传统作息晚 3 个小时起床）。

◎ 在一周中，尽你最大努力保持一个稳定的睡眠-觉醒时间。我知道，如果你是个作息类型延迟的人，周末时睡个懒觉是非常有诱惑力的，

---

[1] 而且有时候也不是社会的问题。有时候实际情况是，残酷的大自然把年幼的孩子设计成了无情的早起者，他们在早上 6 点走进你的卧室，撬开你的眼皮说："我只是检查一下你是不是醒了，准备好出去玩了。"

但是这会导致社会时差，并且让你在工作日过得更艰难。周末可以给你自己放宽一个小时睡懒觉。如果你还是很困，那就午睡一下。

◎ 好好策划你接受强光照射的时间。如果你是一个作息类型延迟的人，在醒来后要尽快获得大量的强光（最好是阳光），并尽量减少晚上的光照。如果你是一个作息类型前移的人，则在晚上保持一些明亮的灯光，在早上第一次醒来时不要照射到太多的光线。

◎ 跟你的医生一起计划一下在什么时间使用小剂量的褪黑素。如果你是一个作息类型延迟的人，每天在你需要的上床时间之前 4~6 小时，服用小剂量的褪黑素，有助于将你的昼夜节律调整得提前些。

◎ 对于那些作息类型延迟的人群，晚上有一个睡前缓冲仪式是特别重要的。你的身体在从白天模式切换到夜晚模式时需要额外的帮助，而一个放松的睡前缓冲仪式可以帮助你推动这个过程。如果坚持经常这么做，这种仪式也有助于建立一种自动化的条件反射。例如，如果你总是在睡觉前调暗灯光和刷牙，那么做这些活动的过程就会与困意关联在一起，这可以像逆转条件反射觉醒一样起作用。

噩梦、梦游和其他异态睡眠

"异态睡眠"这个词形容的是一系列不正常的睡眠相关体验，包括：

◎ 梦游、说梦话、在睡眠中吃东西，以及在睡梦中做其他事情

◎ 睡眠麻痹（即醒来但无法移动）

◎ 睡眠幻觉（即在入睡或醒来时看到 / 听到不存在的东西）

◎ 频繁做噩梦（即有非常可怕或令人不安的梦）

◎ 睡惊症，也称为夜惊（即在强烈的恐惧中醒来，感到不知身在何处，但不是从噩梦中醒来）

◎ 快速眼动睡眠行为障碍（即在梦境中行动起来，经常伴有拳打脚踢、下床跑等暴力行为）

◎ 意识模糊性觉醒（即醒来时感到极度困惑和迷失方向）

◎ 尿床

◎ 爆炸头综合征（即在入睡或醒来时听到不存在的巨大噪音）

其中一些症状给人们带来了如此多的痛苦和迷信，以至于使他们产生了各种各样的超自然信仰。举例来说，睡眠瘫痪在日本神话中被归因于复仇的灵魂，在尼日利亚民间传说中认为这是被恶魔袭击了。在现代美国文化中，它的症状——无法移动、胸部压迫感、厄运感和幻觉——被解释为被外星人绑架的经历。

这些异态睡眠在儿童中更为常见，随着年龄的增长会变得越来越不常见。你可能每隔一段时间又会经历一次，但不用太担心。这些情况有可能是由于患有另一种生理或精神方面的疾病（例如，由创伤后应激障碍而引起的频繁噩梦，由帕金森病引起的快速眼动睡眠行为障碍）、睡眠剥夺、严重的昼夜节律紊乱、物质滥用，或使用某种失眠药物。通常，只要恢复正常的睡眠-觉醒时间，获得足够的睡眠，尽量减少或调整物质或药物使用，就可以解决这些异态睡眠症状。在极少数情况下，有些成年人平常在睡眠模式很好的情况下，也会出现持续的异态睡眠症状。这是一个危险信号，表示有可能患上了其他睡眠疾病，如发作性睡病，或者是正在服用的药物导致了异态睡眠。如果任何持续的异态睡眠症状对你构成了危险，如梦游或者快速眼动睡眠行为障碍，要准备好妥当的安全措施来保护你和你的家人，例如，在楼梯上方装上婴儿安全门，将危险物品固定在上锁或难以拿取的地方，防止火灾隐患，并严肃考虑与你的伴侣分床睡觉。

噩梦是异态睡眠最常见的情况，而且还有可能在没有任何罕见睡眠障碍或者睡眠习惯明显不正常的成年人中持续出现。有或者没有创伤后应激障碍，都有可能会经常做噩梦，我对两者的建议是一样的。

◎ 不要因为害怕做噩梦就躲避上床睡觉（或用其他方式减少你的睡眠机会）。保持稳定的睡眠-觉醒时间。剥夺自己的睡眠机会或者让自己的昼夜节律变得不稳定会使做噩梦的情况更加严重。

◎ 当你从噩梦中醒来时，要让自己完完全全醒过来之后再去尝试重新入睡。用你的五感去踏踏实实地感受现实世界。你可以起床去喝点儿水或者去下卫生间，让自己彻底醒来。

◎ 白天可以做一些放松练习和正念练习。给自己足够多的时间去进行精神放松，而不是处于"行动"模式或者被各种媒体信息吸引了注意力。

◎ 尽量减少酒精和其他精神活性物质的摄入量，与医生一起检查正在服用的药物。

◎ 白天不要在脑海里不停地重演做过的噩梦。这可能会导致你的大脑关联噩梦的内容，使大脑在快速眼动睡眠期间更容易沿着这个路径运转。

◎ 如果以上这些做法都不能解决经常做噩梦的问题，可以向行为睡眠医学专家咨询意象预演治疗，如果你有创伤史，就去咨询暴露疗法、放松疗法和重述疗法，这些是治疗梦魇障碍的循证治疗方法。

过度睡眠

"过度睡眠"的意思是过度的睡眠困意。过度睡眠可能是由很多因素引起的，比如没有获得足够的睡眠机会、睡眠呼吸暂停和其他睡眠障碍、昼夜节律失调、某些药物作用、精神或身体状况等。这就是像发作性睡病这样的中枢嗜睡性疾病很难得到诊断的原因。也许你正在读一本关于失眠的书，你不会经常感到过度嗜睡。如果你经常过度嗜睡，那很有可能是因为，你同时还有阻塞性睡眠呼吸暂停或昼夜节律失调的情况。不过，假如失眠不是你首要关心的问题，或者你的亲人有无法解释的过度嗜睡情况，我这里给你提供了一个关于过度睡眠的简要介绍。

发作性睡病

发作性睡病是一种令人衰弱的神经系统疾病，它会让不可抗拒的嗜睡变得非常难以控制，这种情况的嗜睡可能是压倒性的，以至于有些人会遇到突然的睡眠发作，而且常常即使小睡也无济于事。有些人还会突然碰到肌肉无力（猝倒）的情况，导致他们突然口齿不清甚至昏倒。夜间睡眠也经常会受到影响，伴随更加碎片化的睡眠，以及睡眠麻痹和幻觉等异态睡眠症状。很多患有发作性睡病的人并没有意识到他们有这方面问题，尤其是因为它感觉像是严重失眠加上白天的严重嗜睡，大多数人不会意识到这是一种很不寻常的组合。为了诊断和治疗发作性睡病，你需要找睡眠神经学专家进行睡眠监测，并且进行相关日间检测。

特发性过度睡眠

"特发性"基本上意味着已经排除了其他可能的诊断，并且目前还不清楚你为什么会出现这种情况。如果导致过度嗜睡的常见因素没有出现，则会被认定为特发性过度睡眠（IH）。这种障碍包括持续睡得比正常情况多得多，难以醒来，即使夜里睡了一夜或白天补了很长的一觉之后，依然感觉不清醒。这些都会对社会功能产生负面影响。诊断特发性过度睡眠需要排除许多可能引起过度嗜睡的其他原因，这通常代表着你要与睡眠神经学专家一起，进行睡眠监测和日间检测。这些症状可以通过药物控制，而且还要尤其严苛地保持稳定的睡眠–觉醒时间、小睡时间和良好的睡眠卫生习惯。

还有一件需要注意的事情，有些人就是比其他人需要更多的睡眠，人与人之间的差异很大。在这个范围内分布在最极端的那些人，只要能睡够需要的睡眠量，他们的功能就能保持正常。这就不应该属于特发性过度睡眠的情况，因为他们获得了足够的睡眠就会感觉清醒，并且较长的睡眠时间也不会干扰他们的社会功能。

睡眠不足综合征

这种现象与其说是一种睡眠障碍，不如说它是一种睡眠状况——简单来说，当某人持续睡眠不足时它就会发生。但我要强调的是：睡眠不足综合征与失眠不是一回事——睡眠不足综合征是由缺乏睡眠机会导致的；失眠是指有足够的睡眠机会，却难以入睡或维持睡眠。本书第 2 章深入讨论了为什么失眠与“睡眠不足”不是同义词。对于有睡眠不足综合征的人来说，解决这个问题的唯一方法，就是获得更多的睡眠机会。

了解更多关于睡眠和昼夜节律障碍的信息

至此，我已经涵盖了在每个主要诊断分类中最常见的睡眠和昼夜节律障碍。正如你所见，每一种障碍都很复杂。这些睡眠障碍的症状有很多重叠交叉的情况，如果你有不止一种障碍，它们还可能会相互影响。与其进行自我诊断，我还是强烈建议你去找一位专门研究睡眠的医疗保健服务者咨询一下，他知道该问你什么问题，来解决你特定的睡眠难题。当你自己研究睡眠障碍时，我强烈推荐你只使用一两个有信誉保障的信息来源（如美国睡眠医学会的网站），而不是在网上胡乱搜索信息，然后掉进互联网黑洞里。网上有很多错误的信息，即使这些信息本身是正确的，如果没有专业人员结合具体背景进行解读，也很容易造成误读和误解。

结　语

　　我希望这本书可以鼓励你把睡眠当作自己的朋友，而不是需要解决的问题。当你将某个事物看作朋友，而不是看作问题，你就会花更多时间，带着好奇心去倾听它，而不是把你的意志强加于它。你会给予它更温柔的关怀，而不是僵化的期望，并且更倾向于原谅而不是指责。换句话说，像对待朋友一样对待睡眠，可以让你与睡眠建立更为健康的关系。

　　可能你已经体验到了更容易入睡的好处。也许你感觉更轻松了，能自由地把时间和精力花在现实生活中，而不是一直在琢磨摆脱失眠的方法。又或者，你现在依然在尝试解决失眠。这没问题——所有重大的健康调整都需要时间，尤其是当你长期处于不健康的模式下，或者还背负着其他健康问题时。对自己耐心一些，任何一点点的进步都要给予自己奖励。我希望这本书给了你继续思索的灵感和可以坚持练习的技巧，总有一天你会豁然开朗。

　　这些方法代表了我们目前掌握的，关于失眠和睡眠的最佳临床科学研究。但是我必须声明，这些科学研究并不完整。仍有很多领域需要我们探究，包括为那些在睡眠研究中至今被忽略的人群开发失眠疗法。举个例子，我和同事目前正在做一项大规模研究的收尾工作，这项研究仔细审查了数十项认知行为疗法（CBT）在失眠临床试验中的人口学数据。我们发现，这些临床试验的绝大多数参与者是居住在美国、加拿大、澳大利亚和西欧等国家受过教育的富裕白人。这意味着，尽管认知行为疗法被认为是治疗失眠的黄金标准，但实际上，它是否对世界上大多数人都行之有效，我们仍知之甚少。

为什么对一个人有效的治疗方法对另一个人就无效呢？举个例子，在美国少数种族／族群的人，与睡眠的关系经常受到深刻的文化伤痕和代际创伤的影响。对于许多美国人来说，要获得健康睡眠也存在全面的系统性阻碍。正如你在这本书中所读到的，睡眠环境可以直接影响睡眠和昼夜节律健康：空气、噪音和光污染不仅是令人烦躁的事情，对于更多与这些因素一起生活的经济弱势人群和种族隔离人群来说，它们更有可能是真正的睡眠阻碍，就像一个社区的树冠覆盖量可以用来预测居民睡眠不足的可能性。在低收入者和少数种族／族群人群中，轮班工作更为常见，而轮班工作几乎一定会导致睡眠健康状况不良。尽管我们这些睡眠科学从业者抱着很好的初衷，鼓励尝试认知行为疗法、光照疗法和正念等有效的治疗方法，但就算是对于工作时间较为灵活的富裕白领人群来说，也很难找到这方面的专家并获得治疗。对那些生活在农村地区或者没有时间及财力的人，就更没有机会了。

睡眠健康倡导者还有很长的路要走。除了为个体患者完善失眠和其他睡眠障碍的治疗方法外，我们还需要拓宽视野。睡眠是一个公共健康问题。我们需要从全局视角去促进整个社会的睡眠健康，而不是把寻找可靠睡眠信息的重担放在个人的肩头（老实说，如果我没有这个专业的博士学位，我也不知道如何做到这一点）。

◎ 在做建筑和户外活动空间设计时，要尽量为用户提供更多的光照。

◎ 根据孩子、青少年和成年人的自然昼夜节律，来安排工作和学校的时间表。

◎ 培育新的工作文化，让休息和睡眠之间的关系变健康，而不是剥夺睡眠，作为增加经济产出的资源。

◎ 保护我们的环境免受气候变化带来的灾难影响。环境肯定会影响健康，包括我们的睡眠力。

◎ 减少目前如此悬殊的睡眠健康差距。

如果你想要出一份力，那就将睡眠作为一个公共卫生问题来宣传吧。游说学校董事会，让他们更改学校的上课时间，致电你的国会代表，让他们增加睡眠方面的研究资金，在工作中建立起适当的边界，为其他人做出示范。给你的朋友讲讲失眠治疗和阻塞性睡眠呼吸暂停的危险信号。允许你的孩子小睡一会儿。

同时，为了自己的睡眠健康，要相信睡眠是一个坚定的朋友。正因为睡眠是如此的无私和忠诚，我们更需要承担责任，来滋养这段关系，而不是把它视为理所当然。这意味着要为你的身体提供它所需要的：白天的阳光、身体和社交活动、良好的营养、适量的（在某些情况下要避免）精神活性物质，当然，还有适当的休息。记住要从想法中跳出来，回到当下的身体感受上。让你的思维漫游、探索，但不是只有躺在床上的时候才这样做。将疲劳视为你身体需求的信号——休息、补水、光照、大笑、舒适感，不带评判地倾听你的身体，你就会知道它需要什么。

在这里，我祝愿你与睡眠拥有稳固而甜蜜的关系，能经受住生活带来的各种考验，也能给你带来健康与宁静。祝你好梦！

致　谢

我要感谢艾伦·亨德里克森博士给了我机会，开启了我的科学传播生涯，感谢麦克米伦出版社的同事，尤其是安娜·德弗里斯、凯西·多伊尔、卡伦·赫茨伯格、艾米利·米勒和摩根·拉特纳，他们使这本书成功面世。

我要感谢那些贡献了宝贵时间和专业知识的朋友和同事：艾瑞卡·阿普尔曼博士、斯宾塞·道森博士、杰茜卡·迪奇博士、瑞秋·福伊尔博士、贾斯廷·格罗索博士、阿比·贾万特博士，詹妮弗·蒙特博士、加布丽埃勒·纳吉博士、贾森·翁博士、克里斯滕·莱因哈特博士、克莱尔·罗宾斯博士、艾莉莎·罗思博士、保罗·沃思博士和克里斯·温特博士。你们的见解非常宝贵。也要感谢卡洛琳娜·克莱蒙特·桑斯博士和德克兰·麦克拉伦的帮助，确保这本书是基于目前最前沿的睡眠科学研究。

我要特别感谢我的导师，他们的指导开启了我作为一名睡眠心理学家的职业生涯：艾丽斯·克罗宁-戈洛姆博士、梅格·丹福恩博士、贾森·翁博士和克里斯蒂·乌尔默博士。当然，如果没有我最坚定的支持者查理，这一切都不可能实现。谢谢你在我忙碌的时候替我照料一切。

最后，我要深深地感谢我所有的患者，他们给予我信任，帮助我成长为一名临床医生和科学家。我希望你们能够继续把睡眠当做最亲爱的朋友。

睡眠日记

每日早晨完成：

		周一	周二	周三	周四	周五	周六	周日
A 上床时间	你昨晚什么时候上床睡觉的？							
B 关灯时间	你什么时候开始想睡觉的？							
C 入睡时长	你花了多长时间入睡？							
D 夜间觉醒次数	你夜里醒了几次？							
E 夜间觉醒时长	你晚上一共醒了多长时间？							
F 苏醒时间	你什么时候醒来的？							
G 起床时间	你什么时候起床的？							
卧床时间	（从 A 到 G 的时间之和）							
总睡眠时长	（从 B 到 F 的时间之和减去 C 和 E 的时间）							
睡眠效率	$\dfrac{总睡眠时长}{卧床时间} \times 100\%$							
小睡时长	你昨天小睡了多长时间？							
特殊情况								

再见，失眠

睡眠日记

每日早晨完成：		周一	周二	周三	周四	周五	周六	周日
A 上床时间	你昨晚什么时候上床睡觉的?	晚上10:30	晚上10:00	晚上9:15	晚上10:45	晚上10:45	晚上11:30	晚上10:00
B 关灯时间	你什么时候开始想睡觉的?	晚上10:40	晚上10:00	晚上10:15	晚上10:45	晚上11:00	晚上11:50	晚上10:15
C 入睡时长	你花了多长时间入睡?	30分钟	45分钟	60分钟	5分钟	10分钟	0分钟	10分钟
D 夜间觉醒次数	你夜里醒来了几次?	2次	5次	1次	2次	4次	3次	2次
E 夜间觉醒时长	你晚上一共醒了多长时间?	40分钟	75分钟	5分钟	10分钟	35分钟	60分钟	5分钟
F 苏醒时间	你什么时候醒来的?	早上5:20	早上6:05	早上5:45	早上6:30	早上5:30	早上6:00	早上7:15
G 起床时间	你什么时候起床的?	早上6:30	早上6:30	早上6:30	早上6:30	早上6:00	早上7:30	早上7:30
卧床时间	(从A到G的时间之和)	8小时	8小时30分钟	9小时15分钟	7小时45分钟	7小时15分钟	8小时	9小时30分钟
总睡眠时长	(从B到F的时间之和减去C和E的时间)	5小时30分钟	6小时5分钟	6小时25分钟	7小时30分钟	5小时45分钟	5小时10分钟	8小时45分钟
睡眠效率	$\dfrac{总睡眠时长}{卧床时间} \times 100\%$	69%	72%	69%	97%	79%	65%	92%
小睡时长	你昨天小睡了多长时间?	0	20分钟	0	0	40分钟	0	90分钟
特殊情况		无	妻子开车时会打瞌睡	一天都很紧张	无	晚上10点不小心在沙发上睡着了	无	去郊游了

.